科学的に正しい
お腹いっぱい食べられる
ダイエット法

# 医者が教える最高のやせ方

医師
梅岡比俊 Hitoshi Umeoka

すばる舎

はじめに

# 健康を損なうダイエットは、もうやめよう

肥満の急増が、世界的に深刻な問題となっています。

2024年、長年肥満を研究してきたイギリスのマジド・エッツァティ教授は、**世界の肥満人口が10億人（成人8億8000万人、子ども1億5900万人）を超えた**ことを発表しました。

世界肥満連合（WOF）は、2023年、肥満防止の措置をとらなければ、2035年までに世界の人口の半数以上が肥満または体重オーバーに分類されると警鐘を鳴らしています。

日本においても、厚生労働省が2024年に「国民健康・栄養調査」の結果を発表し、20歳以上の男性のおよそ3人に1人が肥満（BMI25以上）で、女性は5人に1人

が肥満であることがわかっています。

肥満とは、体脂肪が蓄積した状態の人を指す医学用語です。**肥満は心臓疾患、脳血管疾患、糖尿病、高血圧、動脈硬化、脂肪肝、一部のがんなど、深刻な病気を引き起こすリスクを高めます。**過去、私自身もかかったことがある痛風や尿管結石も、肥満が原因のひとつです。

また、**肥満は睡眠時無呼吸症候群やイビキの原因にもなります。**

肥満はいわゆる生活習慣病、メタボリックシンドロームのドミノの1枚目でもあります。ドミノの最初の1枚がパタンと倒れると、連鎖的に高血圧、動脈硬化、脂肪肝、痛風……と次々に健康が崩れていきます。

間違いなく、**肥満は諸悪の根源**なのです。

実は私は過去、ほぼ同時期に、痛風と尿管結石という2つの大きな病気を経験しています。

人間がかかる病気のなかで、もっとも痛い病気のベスト3と言われているのが「痛風、尿管結石、歯痛」で、そのうちの2つに連続してかかってしまったわけです。

私は耐えがたい激痛から逃れるために、どうしたら症状が改善するのか真剣に、しかも早急に考える必要に迫られました。

なぜ私が病気になったのか、振り返ってみると、答えは明らかでした。

原因は、自分自身の**「不摂生による肥満」**にありました。

その当時、私の体重は80キログラムを超えていました。

身長173センチメートルの私の適正体重は、67〜68キログラム程度なのに！

クリニックを開業してわずか数年、多忙な日々を送っていたのですが、おいしいものを食べることもお酒を飲むことも好きな私は、仕事が終わってから毎日のように、好きなだけ食べて飲んでを繰り返していたのです。スナック菓子もよく食べていたし、お酒を飲んだあと、夜遅くにカップラーメンを食べることもしばしば……。

さらに、運動は好きでしたが、医学部を卒業して十数年間、運動らしい運動はまったくしていませんでした。

そんな日々を過ごしていたら、当然ですが、体重は徐々に増えていきます。

少しずつ体調が悪くなっていることから目を背けていた私に、ある日、痛みが襲いかかってきたのです。


このとき痛感したのは、**「太る」ということはあらゆる面で非常によくない**、ということです。

痛風と尿管結石の痛みから逃れるために、私はまず毎日飲んでいたビールをやめました。さらに、体重のコントロールが必要不可欠だと自覚した私は、人気のあるダイエット法で、しかも短期間で体重を落とせるという噂の「糖質制限ダイエット」に挑戦することにしたのです。

「糖質制限ダイエット」のセオリーに従って炭水化物の摂取をやめ、代わりにタンパク質を摂るようにしました。

ラーメンやパンは比較的ラクにやめることができましたが、もともと白米が好きだった私にとって、お米を一切食べないというのはかなりの苦痛でした。

ストレスを感じながらも頑張った結果、３ヶ月で10キログラム以上やせることができました。しかし、いま振り返ってみるとよくわかるのですが、**「糖質制限ダイエット」をしたときのやせ方は、どう考えても健康的なやせ方ではなかった**と思います。

まず、**筋肉がすごく落ちました**。

肩幅が狭くなり、胸囲も10センチメートルほど少なくなりました。

がっしり感がなくなり、ヒョロヒョロの体型になりました。

それから、**顔にシワが増えました**。

家族や友人たちからもそう言われたし、いまでは笑い話ですが、外来で診察中に患者さんから「先生はがんになったから、やせたのでは？」と心配されるほどでした。

さらに、**とても疲れやすく、気持ちも落ち着きませんでした**。

その結果、仕事のパフォーマンスが落ちていたことを、はっきりと自覚しています。

そして**糖質制限をやめると、あっという間にリバウンドしてしまいました**。

もしかしたら読者のみなさんのなかにも、このような経験をした方は多いのではないでしょうか？

私は、**取り組むことによって現状よりも心身ともに健康になるのがダイエットの本来あるべき姿**だと思っています。そうでなければ、取り組む意味がありません。

あまつさえ、取り組むことによって心身に害を与える危険があるダイエット法には、決して手をつけるべきではないと考えます。

このような自身の経験から、私は、「糖質制限ダイエット」は健康的なダイエット法ではないのではないかと考え、改めてダイエットや健康に関する本を読みあさりました。世界中で発表されている医学論文も多数読み、いくつかのダイエット法については自身の身体を実験台にして試みることもしました。

その結果、私がたどり着いた健康的なダイエット法が、「**お米を食べるダイエット**」です。

歴史的にその国の人々が何を食べてきたかを視る「食歴」の視点からも、日本人にとても合っているダイエット法だと確信しています。

和食の一汁三菜とごはんを基本の食事にするこのダイエット法は、大きなストレスを感じることなく、ゆっくりとやせていきます。

**私自身「お米を食べるダイエット」で健康的に、特にストレスを感じることなく、1年で12キログラムやせることに成功しました。**

1ヶ月に1キログラムずつ体重が減っていった計算です。

痛風や尿管結石も完治し、現在に至るまで健康状態はすこぶる良好です。

リバウンドも、疲れやすさもイライラもなく、心身ともに健康で充実した日々を過ごしています。

ダイエットに即効性を求める人は多いと思います。その気持ちはよくわかりますが、ダイエットは「急がば回れ」です。

1ヶ月に4キログラムも5キログラムも体重が減るのは、単に身体から水分が減っているだけです。だから、簡単にリバウンドしてしまいます。

**即効性よりも、「ダイエットに取り組むことが、本人の健康レベルの向上につながっ**

**ている」ことが大切**です。

安易にお手軽なダイエット法を実践して、健康を損なってしまっては本末転倒。そうではなく、正しいダイエット法で「シュッと引き締まった身体」を手にすると同時に、「健康で病気になりにくい身体」も実現することを目指しましょう。

私は医者として年間約2万5000人の患者さんを診察しており、無呼吸症候群やイビキで悩む肥満の患者さんへの減量指導も行っています。

実際にこれらの症状を持つ患者さんが、正しいダイエット法に取り組むと、体重の減少とともに病状が改善するケースが多いです。

多くの生活習慣病の患者さんにおいても、本人がやせることで、状態が改善に向かうケースが多々あります。

「お米を食べるダイエット」こそが〝正しいダイエット〟を実現してくれる方法です。

いまだにお米を食べると太ると思っている人が多いのですが、いい加減、この間違った考え方は改めましょう。**お米のように安全で、栄養学的にも優れた炭水化物食**

**品はほかにない**、と言っても過言ではありません。

たとえばパンには、身体に悪いさまざまな添加物が含まれている商品が多いのですが、お米には添加物はゼロです。

おいしいごはんを我慢せずにしっかり食べて、それでも、ゆっくりとしたペースで体重が減少していくこのダイエット法を、みなさんもぜひ試してみてください。

本書では、いまだ根強い人気がある「糖質制限ダイエット」に潜む危険性や、お米を食べると太らず、むしろやせる科学的根拠、私が行って実際にやせた「お米を食べるダイエット」の具体的な方法、さらにはよい睡眠や運動のコツなどについて、できるだけわかりやすく解説・紹介しています。

本書を読んでくださったみなさんが、安心してお米を食べ、健康で引き締まった身体と安定したメンタルを手に入れ、より豊かな人生を送ってくださることを、心から願っています。

医療法人梅華会グループ理事長・医師　**梅岡　比俊**

# 目次『医者が教える最高のやせ方』



## 第1章　「糖質制限ダイエット」には危険がいっぱい！

# 第2章 お米を食べるとなぜやせるのか？

## 第3章

## お米を食べるダイエットはこうして実践！

# 第4章 実は、睡眠不足は肥満の大敵です

第5章

# 運動を習慣化してもっと効率的にやせる！

## 巻末付録【Q&A】教えて！梅岡先生

※本文中で紹介する論文・資料等の執筆者の肩書は、原則として発表時のものを掲載しています。

# 第1章

# 「糖質制限ダイエット」には危険がいっぱい！

# 私は「糖質制限ダイエット」をおすすめしません

近年、ダイエットといえば「糖質制限ダイエット」や「炭水化物抜きダイエット」が主流で、非常に根強い人気があります。

そのため、これらのダイエット法に一度は挑戦してみたという方も多いでしょう。「はじめに」で述べたように、私自身も数年前、「糖質制限ダイエット」を試した経験があります。

「糖質制限ダイエット」の基本的なルールは、「糖質」が含まれる食品、つまりごはんやめん類、パンなどの主食、あるいはいも類、果物、お菓子などの摂取を極力控えること。その代わりに、肉や魚などのタンパク質、バターなどの脂質、低糖質のアルコール類、卵、チーズなどの乳製品は自由に摂取してOK、というものです。

このわかりやすさと、タンパク質や脂質は食べてもいいというハードルの低さが、「糖質制限ダイエット」の大きな魅力になっているのだと思います。


なお、「炭水化物抜きダイエット」は、基本的には「糖質制限ダイエット」を別の言葉で言い換えているだけです。同じような言い換えによるネーミングのダイエット法や、ほん少しルールを変えただけのバリエーション的なダイエット法がほかにもいくつか散見されますが、本書では、これらをまとめて「糖質制限ダイエット」として扱っていきます。


さて、私自身の経験からも、体重を減らすことだけを目的として短期的に取り組むのであれば、「糖質制限ダイエット」はそれなりに効果的だと言えるでしょう。**主食の摂取を減らすのですから、ある程度は体重が減って当然**です。

ただし、このダイエット法には、無視できない危険な側面があると思っています。

特に生活習慣病の予備軍の方たちにとっては、一歩間違えると健康被害が出かねない、危険なダイエット法であると私は感じています。

**炭水化物や糖質は、人間が生命を維持していくうえで絶対に必要な栄養素**です。決して、悪いものではありません。

しかも主食として食事の中心にあるものの摂取を大きく制限するのですから、身体に与えるインパクトは小さくありません。

医者として、いますぐ血糖コントロールが必要なくらいに重度の糖尿病の患者さんでもなければ、私は「糖質制限ダイエット」を決してすすめません。

第1章では、私がそう考える理由を、医者の立場から、科学的根拠をもとに解説していきます。

「糖質制限ダイエット」には大きなリスクが7つありますから、まずはそれらを順番に紹介していきます。

ここがポイント

**根強い人気の「糖質制限ダイエット」は、確かに短期的にはやせるが、健康上のリスクも大きくおすすめできない！**

糖質制限
ダイエットの
リスク
1

# 明確なエビデンス（科学的根拠）がなく、安全性が確立されていない

「糖質制限ダイエット」が広く知られるようになって、本書刊行時点でおよそ20年くらいでしょうか。かなり息の長い流行だと言えます。

それなのに、**このダイエット法については、医学的にまだはっきりとわかっていないことが多く残されている**のが現状です。

たとえば東京慈恵会医科大学の糖尿病・代謝・内分泌内科教授の森豊教授は、消化器内科専門医の松本恒夫氏との共著書『血糖値は「腸」で下がる』（青春出版社）のなかで、重度の糖尿病でない人や健常者が糖質を極端に制限するのは考えものだ、という趣旨の警鐘を鳴らしています。

森教授は、「短期的には糖質制限によって確実に血糖値は下がります。しかし、それでも私は、糖尿病、または予備軍の人たちに糖質制限を積極的にはおすすめしていません」と述べています。

糖質制限については、例えば

**・生命維持に欠かせない糖質を制限した食事を続けた場合、身体にどのような影響が出るのか？**
**・糖質制限をやめたあと、身体にどんな影響が出るのか？**
**・どの程度、糖質を制限するのがよいのか？**
**・糖質制限中のタンパク質や脂質の適切な摂取量はどれくらいか？**

といった点について、**エビデンスに基づいた明確なノウハウや安全性がまだ確立されていません**。

「糖質は１日60グラム以下がいい」と言う医者もいれば、「糖質は30グラム以下にすべき」と言う医者もいて、信頼できる基準がないのが現状です。
日本糖尿病学会も２０１３年、「総エネルギー摂取量を制限せずに、炭水化物のみを極端に制限して減量をはかることは、長期的な食事療法としての遵守性や安全性など重要な点についてこれを担保するエビデンスが不足しており、現時点では薦められない」との声明を出した経緯があります。

いまだそのような状態にあり、しかも食生活へ与えるインパクトが大きすぎる「糖質制限ダイエット」に、一般の方が気軽に挑戦するのはリスクが大きすぎる、と私は思っているのです。

**ここがポイント**

**安全性や糖質の適切な摂取量などについて科学的な根拠が確立しておらず、学会もおすすめできない旨の声明を出したことがある。**

糖質制限
ダイエットの
リスク
2

# 食物繊維の摂取が減り、腸内環境が悪化する

糖質制限ダイエットでは、その名のとおりに糖質を制限します。具体的には、糖分を含むお菓子や果物など「甘い食べ物」と、お米・パン・めん類などの炭水化物を含む「主食」を主に制限します。ビールなど、糖質を含むタイプのお酒も控えます。

制限対象となる「**糖質**」は、3大栄養素のひとつである炭水化物に含まれています。**「炭水化物」とは、食物繊維と糖質とが組み合わされているものの総称**です。

炭水化物を食べ物として摂取したとき、糖質は消化され、体内に吸収されてエネル

## ＊「3大栄養素」と「炭水化物」

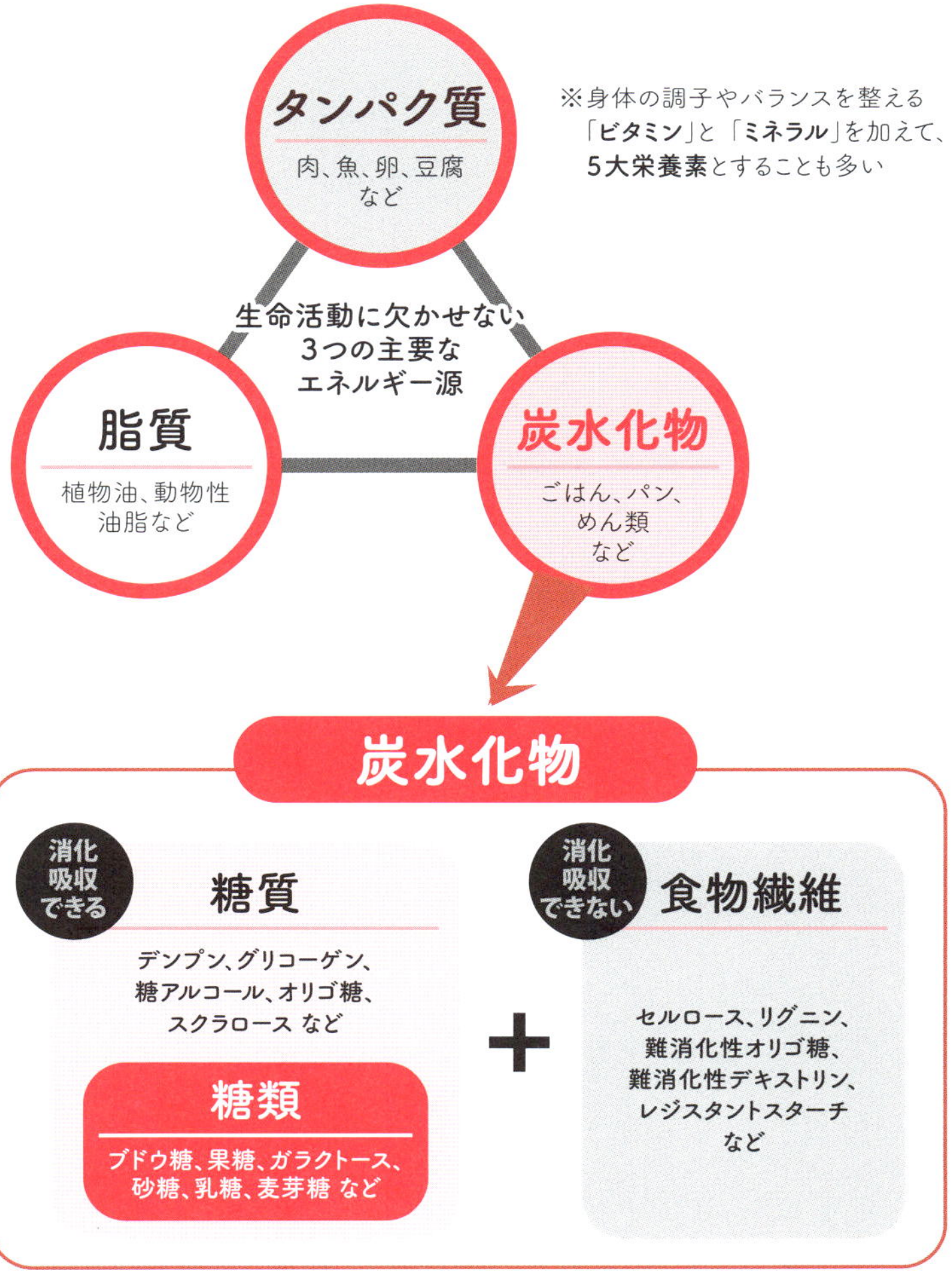
タンパク質
肉、魚、卵、豆腐
など
※身体の調子やバランスを整える
「ビタミン」と「ミネラル」を加えて、
5大栄養素とすることも多い
生命活動に欠かせない
3つの主要な
エネルギー源
脂質
植物油、動物性
油脂など
炭水化物
ごはん、パン、
めん類
など
炭水化物
消化
吸収
できる
糖質
デンプン、グリコーゲン、
糖アルコール、オリゴ糖、
スクラロース など
糖類
ブドウ糖、果糖、ガラクトース、
砂糖、乳糖、麦芽糖 など
＋
消化
吸収
できない
食物繊維
セルロース、リグニン、
難消化性オリゴ糖、
難消化性デキストリン、
レジスタントスターチ
など

ギーとして利用されます。

一方、食物繊維は消化されず、腸内の老廃物や食べかすなどを絡めとり、体外に排出するための〝うんちの材料〟などとして利用されています。

**糖質制限ダイエットで炭水化物の摂取量が減ると、当然ですが、炭水化物に含まれている食物繊維の摂取量も減ってしまいます。**

すると、腸内の老廃物や食べかすの掃除が十分にできず、**腸内環境が悪化して、腸はもちろん、全身の不調に結びつきやすくなります。**

現代では腸の研究が進み、腸内環境のよし悪しが、免疫力はもちろん全身の健康状態やメンタル面にも影響を及ぼしていることが明らかにされています。

2017年に発表されたイリノイ大学食品科学・人間栄養学科のハンナ・D・ホルシャー氏による研究、2019年に発表されたハワイ大学・イリノイ大学・アルバータ大学の合同研究チームによる研究、2018年に報告された金沢大学附属病院薬剤部・嶋田努准教授の研究など多数の研究によって、食物繊維の摂取が、健康状態の改善によい影響を与えることが示されています。

**よい腸内環境をつくり、それを維持するためには食物繊維は必要不可欠です。**血糖コントロールにも関与していることがわかっています。

このほかにも、食物繊維には効能が多数あり、主なものを挙げれば次のとおりです。

・腸内環境改善
・排便力アップ（便秘予防）
・過食の抑制
・血糖値上昇の抑制
・免疫の活性化
・老廃物の吸着・排泄作用
・コレステロールの吸収抑制作用　など

**糖質制限ダイエットで炭水化物の摂取を制限すれば、これだけ効能がある食物繊維**

**も摂取量が減ってしまう**のです。

野菜など食物繊維を多く含む食品を別途、多く摂るなどすれば、減った分をカバーすることもできます。ただ、これらの食品を多く摂るのはなかなか大変です。結局は食物繊維が不足しやすいと言えます。

便秘になりやすくなったり、免疫の機能が弱って病気になりやすくなったりなど、無視できないリスクが発生してくるでしょう。

糖質制限ダイエットでは、主食の炭水化物の摂取を控える代わりに、タンパク質や脂質などほかの栄養素の食品は食べてもよいとされます。空腹を満たすためにも、これらの栄養素の摂取量は増えることになります。

ところが、特に腸内環境の視点から見れば、タンパク質主体の食品としてよく食べられる**牛肉や豚肉などの肉は、食べすぎると腸内環境を悪化させ、大腸がんなどのリスクを高める**ことが知られています。

特に**赤身肉は、摂りすぎると発がんのリスクが上がることが広く指摘されている**ため、食べすぎないように注意が必要です。

揚げものなども増えがちですが、**揚げることで酸化した脂質は、これも腸内環境の悪化につながります。**

また酸化していなくても、脂質の摂取量が増えれば、それだけ摂取カロリーが増えて太りやすく、病気になりやすくなります。

糖質制限ダイエットで炭水化物を減らすことばかりに集中していると、これらの食品の摂取量が増えすぎてしまうことがよくあるのです。

そちらにも、十分に気をつけなければいけません。

**ここがポイント**

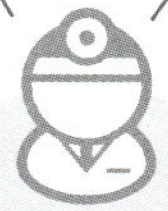

**食物繊維は、腸内環境を整えたり、健康状態を維持したりするのに必須の成分。糖質制限ダイエットでは食物繊維の摂取量が減りやすいため、健康状態の悪化や病気の発症を招きかねない。**

糖質制限ダイエットのリスク

3

# 筋肉量が減り、基礎代謝量が減少する

私たちの身体が、生命を維持するために絶対に必要な活動に使うエネルギー量のことを、「**基礎代謝量**」と呼びます。

絶対に必要な活動とは、呼吸や、心臓の拍動、体温維持のための筋肉や臓器の運動などのこと。これらの活動に使うエネルギーを1日単位で計算したものが「基礎代謝量」です。

「何もせず、寝ているだけでも消費されるエネルギーの量」と言い換えてもかまいません。

また、人間が1日に消費するエネルギーの量は、この基礎代謝量のほかにも、「身体活動量」「食事誘発性熱産生」の大きく2つがあります。

この3つのなかで、基礎代謝量が総消費エネルギー量に占める割合は約6～7割とダントツに高く、身体活動量（約2割）や、食事誘発性熱産生（約1割）のそれを大きく上回ります。

何もせず、寝ている状態でも消費される「基礎代謝量」は、**ダイエット中のみなさんにとっては大きな味方**です。

食べたもののエネルギーを、基礎代謝量として燃やして消費してくれるからです。

逆に**基礎代謝量が低下して、消費するカロリーよりも食事から摂取するカロリーのほうが大きくなると、やせにくく、太りやすくなってしまいます**。

安静時に必要なエネルギーの量は、臓器によっても異なります。

厚生労働省のデータによると、安静時の代謝が高い臓器、つまりより多くのエネルギーを使用する臓器の順番は、次ページの図のようになっています。

なお、図中に示したカッコ内のパーセンテージは基礎代謝量全体に占める割合です。

## ＊安静時の代謝量が多い臓器

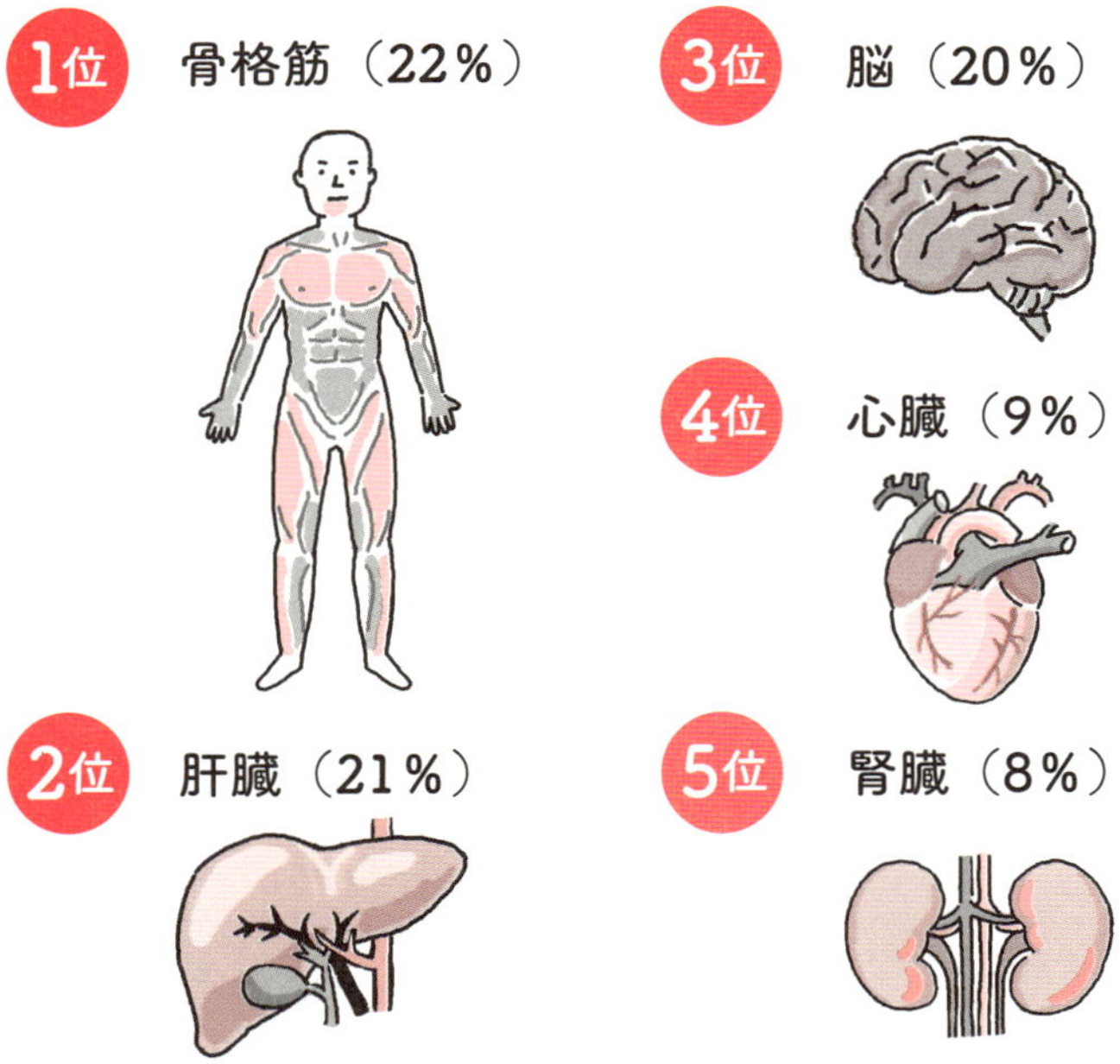


厚生労働省 e-ヘルスネット「ヒトの臓器・組織における安静時代謝量」より

また「骨格筋」とは骨に付着している主要な筋肉のことです。

この図を見ると、筋肉や肝臓、脳、心臓などの臓器は、エネルギーをたくさん燃やし、消費してくれることがわかります。

一方、脂肪組織の安静時代謝量は、この上位5位に入らない4%という低い数値です。

寝転がっているだけ

で、身体の脂肪が自分自身の維持のために勝手に自らを燃焼させる、という都合のよい事態は、残念ながら起きません。

この基礎代謝量は、糖質制限ダイエットとどうかかわってくるのでしょうか？

それは、**糖質制限ダイエットでは筋肉が減少しやすいため、筋肉組織が消費量の多くを占める基礎代謝量が減少する**、という関係です。

その結果、**やせにくく、むしろ太りやすい体質**を引き寄せます。

少々込み入っているので、順を追って説明しましょう。

糖質制限ダイエットでは、炭水化物の摂取を減らします。そうすると、どうしても筋肉量が落ちます。なぜなら、**筋肉を動かす際のエネルギーは、主に炭水化物から供給されている**からです。

炭水化物を摂取すると、消化酵素などの働きによって糖質だけが細かく分解され、血管を通じて全身の細胞に配られ、エネルギー源として利用されます。

またその一部はグリコーゲンというエネルギー貯蔵物質に変化し、筋肉や肝臓の内部に蓄えられます。

生成されたグリコーゲンのうち、約8割は筋肉に蓄えられるため、これを特に「筋グリコーゲン」と呼びます。そして**筋肉は、主にこの筋グリコーゲンによって動いています**。

糖質制限ダイエットにより炭水化物の摂取量が減ると、しだいにエネルギー源として筋肉内に蓄えていた筋グリコーゲンが不足してきます。

すると、代わりのエネルギーをつくろうとして、筋肉組織の分解が始まります。筋肉をアミノ酸に分解して、そのアミノ酸をエネルギー源にしようとするのです。

この働きを「**糖新生**」と呼びます。

筋肉が自分を動かすために、自らの一部を分解して消費してしまうわけです。

「糖新生」が起こるようになると、筋肉はどんどん分解されて小さくなっていきます。そして筋肉が小さくなれば、基礎代謝量は低下し、ますます太りやすく、やせにくくなる、という負のスパイラルに陥ります。

**糖質制限ダイエットで炭水化物の摂取を減らすと、むしろ逆効果になる危険性がある**、と私が言う理由を理解していただけたでしょうか？

逆に言えば、**炭水化物を十分に摂取していれば、筋肉にとって必要不可欠なグリコーゲンが十分につくられているため、筋肉量も基礎代謝量もなかなか落ちません。**太りにくく、やせやすい状態が維持できるでしょう。

こうした体内の仕組みが明らかになってきたことで、昨今ではダイエットの常識も変化してきています。少し前までは、「有酸素運動をして脂肪を燃焼させる」ことを重視する考え方が主流でしたが、いまでは「**筋肉量を増やして、筋肉にエネルギーを消費してもらう**」ことを重視する考え方が主流になりつつあります。

いつまでも、時代遅れの考え方に囚われないようにしたいものです。

**ここがポイント**

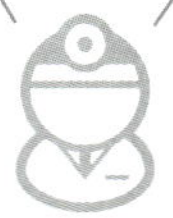

**炭水化物の摂取量が減ると、筋肉を維持できず、全身の筋肉量が減りがち。これにより基礎代謝量も減るため、むしろ太りやすくなってしまう。**

糖質制限ダイエットのリスク

4

# 心筋梗塞や脳梗塞になりやすくなり、死亡率が上がる

前述したように、長期間にわたって糖質制限ダイエットを行った場合、その安全性はいまだ医学的に明らかではありません。むしろ、多くのリスクが指摘されています。

たとえば、**糖質制限ダイエットを長期間続けた場合、心筋梗塞や脳梗塞など血管に起因する病気の発生が増える**可能性が報告されています。

2019年に欧州心臓病学会に報告された研究では、炭水化物（糖質）の摂取量がもっとも少ないグループでは死亡率が高く、心臓病などの血管の病気や、脳梗塞など脳の血管の病気、さらにはがんのリスクが高まることが示されています。

アメリカのハーバード大学の研究チームによる報告もあります。25年間にわたって、45～64歳の約1万5０００人のアメリカ人を対象に、炭水化物の摂取割合別の死亡数を追跡調査して分析したものです。

その報告によれば、食事の総摂取カロリーのうち、炭水化物の割合が50～55％のときにもっとも死亡率が低くなり、それより多くても少なくても死亡率が上がることが明らかになりました。

この点についてはほかの調査でも同じような結果が出ていますから、**炭水化物は制限しすぎても、摂りすぎても健康によくない**と言えるでしょう。

なお、こうした結果になる理由としては、炭水化物を極端に制限することで、栄養補給のために代わりにタンパク質や脂質の摂取量が増えがちになることに一因があるのではないか、と見られているようです。

脂質を摂りすぎると太るのはもちろん、血管の老化を進めて、各種の生活習慣病や血管性の病気、がんなどの発症を増やすことがよく知られています。

タンパク質の供給源である肉についても、摂りすぎると病気のリスクが上がることは、すでに指摘したとおりです。

このほかにも、ラットやマウスを使った実験で、糖質制限の老化促進効果を指摘するものがあります。

安易に糖質制限ダイエットに手を出すと、**死亡率が上がったり、病気になりやすくなるリスクがある**ことを、よくよく認識しておくべきでしょう。

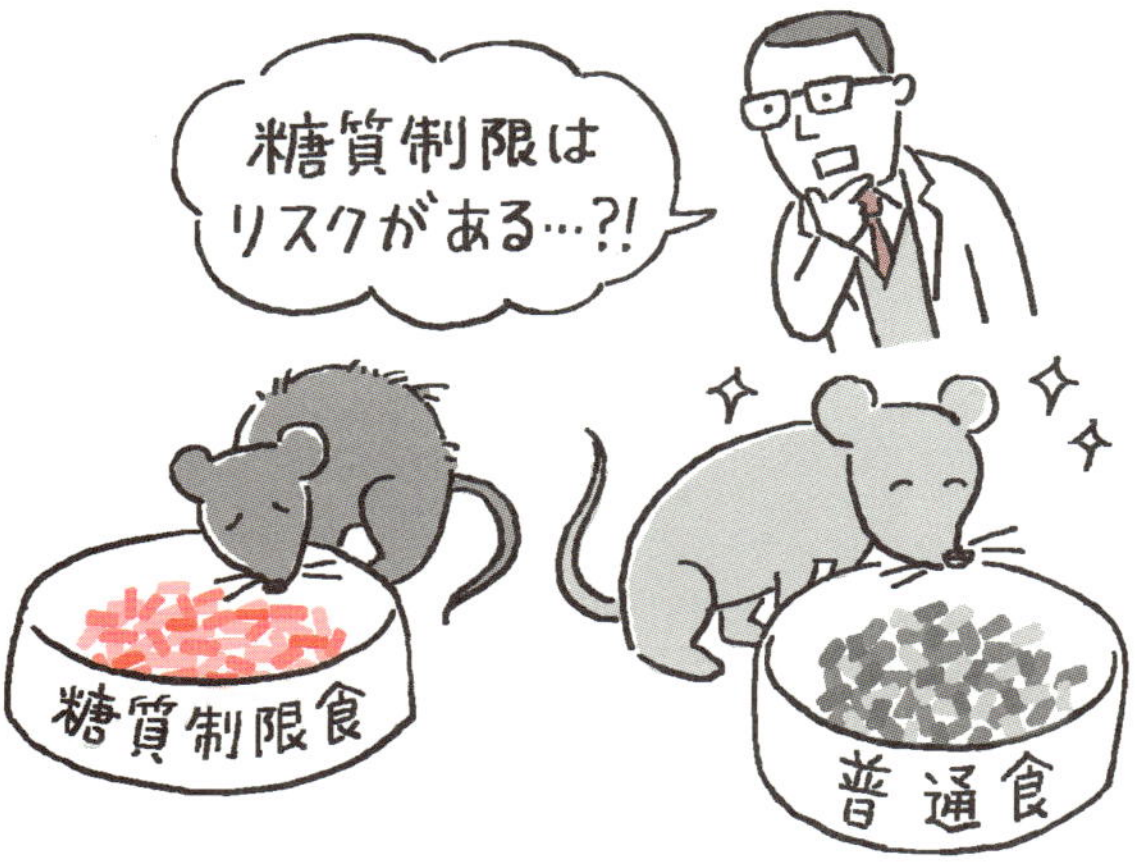


ここがポイント

炭水化物の摂取量は、多すぎても少なすぎても病気や死亡のリスクが上がる。安易に制限するのは考えもの。

糖質制限ダイエットのリスク 5

# インスリン抵抗性が増し、糖代謝力が落ちる

2021年に発表された衝撃的な研究データがあります。順天堂大学大学院の医学研究科代謝内分泌内科学・スポートロジーセンターの田村好史先任准教授らの研究グループは、日本人のやせている若年女性（BMI18・5以下）は、標準体重の女性に比べて、食後高血糖の原因となる糖代謝異常の割合が約7倍も高く（13・3％対1・8％）、その割合はアメリカの肥満者における耐糖能異常の割合（10・6％）よりも高かったことを発表しました。

要するに、**日本人の細身の若い女性には、アメリカの肥満者よりも高確率で「糖代謝異常」が見られる**ということです。

まるで重度の肥満の方や、生活習慣病になりかけている人の数値のようで、医者としてにわかには信じられないデータです。

糖代謝異常をより正確に説明すると、75グラム経口ブドウ糖負荷試験で、摂取2時間後の血糖値が血液1デシリットルあたり140ミリグラム以上、200ミリグラム未満になっている状態のことです。

こうした**糖代謝異常があると、糖尿病にかかる可能性が高くなり、血管の動脈硬化も進行しやすくなります**。

この研究は、日本人のやせている若い女性に、本来なら肥満者に生じるようなインスリン抵抗性や、脂肪組織の異常が生じていることも世界で初めて明らかにしました。ほかにも以下のようなことが判明しています。

**①やせている若年女性の多くは、食事量が少なく運動量も少ない「エネルギー低回転タイプ」で、骨格筋量も少ない。**

**②糖代謝異常の特徴を詳しく分析したところ、インスリン分泌量が低下している**
**だけでなく、インスリン抵抗性も中年の肥満者と同じ程度生じていた。**
**③やせているのに、本来であれば肥満者に見られる「脂肪組織から遊離脂肪酸があふれ出て、全身にばら撒かれている状態」が高確率で見られるという予想外の結果が出た。これは、「代謝的肥満」と呼ばれる状態である。**
**④体力レベルが低く、糖質からのエネルギー摂取割合が低く、脂質からのエネルギー摂取割合が高い。**

これらのデータが示唆するのは、**日本人の若い女性に、誤ったダイエットの知識や、健康的とは言えない食習慣や生活習慣病が広まっている現状**でしょう。

さらに言えば、その原因の一端には糖質制限ダイエットの流行の影響もあるのではないか、と私自身は感じています。

④に示されている糖質からのエネルギー摂取割合の低さと、それと反比例する脂質からのエネルギー摂取割合の高さからは、彼女らが主食をしっかりと摂らず、代わり

にファストフードやコンビニ食、あるいは揚げ物の多いスナック菓子などに含まれる、質の悪い脂質から多くのエネルギーを得ている状況が想像できます。

①に示される食事量の少なさも、この推測を補強します。これは、まさに糖質制限ダイエットの結果、生じやすい状況に通じるものです。

そこに、同じく①に示される運動不足が加わり、②に示されるインスリンの分泌量低下やインスリン抵抗性の発症、③に示される代謝的な肥満や、糖代謝異常が生じていると考えれば、辻褄が合ってしまうのです。

なお、インスリンはすい臓から分泌され、血液中の糖分を身体が利用するために必要とされるホルモンで、このホルモンの分泌量が低下したり、抵抗性が生じたりすると、糖尿病やメタボリックシンドロームのリスクを大きく高めることになります。

上記は、あくまで私の推測にすぎません。

しかしながら、この研究で示されたような特性を持つ**日本人の細身の若い女性にとって、糖質制限ダイエットは健康上の大きなリスクとなりかねない**、ということは少なくとも断言できるでしょう。

すでにバランスが悪い状態にあるエネルギーの摂取割合を、さらに悪化させかねないからです。

かたよった食習慣を改善しないまま体重を減らしても、糖代謝力が低いままでは、将来的に糖尿病やメタボになる危険性を高めかねません。

日本は、先進各国のなかでもやせている細身の女性の割合がもっとも高いとされています（約20％）。これは日本人女性特有のやせ願望や、男性がやせている女性を好む文化的な背景などを反映したものではないかと思われます。

やせたい気持ちはわかりますが、正しい知識で無理のないダイエットを行い、同時に生活習慣病の予防にも気を配ることを忘れないようにしましょう。

その先に、真のダイエットの成功が待っています。

**ここがポイント**

**日本人女性には、食事のかたよりによる糖代謝異常やインスリン抵抗性がよく見られる。無理なダイエットの結果である可能性もあり、糖質制限ダイエットもそうした状況の一因になっているかもしれない。**

糖質制限ダイエットのリスク 6

# ケトン体への過信で、副作用や健康への悪影響が生じかねない

糖質制限を推奨する医療従事者たちは、糖質の摂取量が減少すると体内でケトン体がつくられる、という点を重視しています。

**人間の身体は、糖質の摂取を減らすとエネルギー不足になり、脂肪を分解してエネルギーを補おうとします。**

このとき、エネルギー源として脂肪から産生される中間化合物が「**ケトン体**」です。全身の細胞はこのケトン体もエネルギー源として利用できるので、糖質制限ダイエットでは脂肪を減らすための重要な指標となっているわけです。

確かに、脂肪を分解してケトン体がつくられるわけですから、体重や体脂肪は減ります。

しかし**本来、ケトン体は身体が緊急事態に陥ったときに、防御反応としてつくられる物質**です。たとえば飢餓状態や、高熱・嘔吐が起こったとき、あるいは糖尿病でインスリンが十分に分泌されず血液中の糖分を利用できないときなどに、緊急時のエネルギー源としてつくられる物質です。

たとえて言うなら**「非常食」のような存在**でしょう。

きちんとした食事をせず、ずっと非常食ばかりを食べ続けていては、健康によくないことが起こりかねない、という展開は容易に想像できますね？

ケトン体は緊急時に頼れる大事な物質ですが、血液中にケトン体が増えた状態は本来的には「非常事態」です。そうした**異常な状態が長く続けば、副作用が発生しやすくなる**ことが知られています。

たとえば胃のむかつきや吐き気、無気力状態、ＬＤＬコレステロールの増加、尿結石などの異変が生じる場合があります。

また、ケトン体が酸性の物質であることから、血液の酸性度が上昇してしまう「アシドーシス」という状態にまで至れば、頭痛や吐き気、ついには意識障害や昏睡状態まで引き起こすケースがあることは、知っておくべきでしょう。

そもそも、ケトン体は脂肪を分解してつくられる「非常食」であるため、一時的にはつくれても、長期間、糖質制限ダイエットを続けると、材料である脂肪が減ったり、身体が飢餓状態に慣れて緊急の防御反応が終了したりして、**しだいにつくられなくなる可能性が高い**と個人的には考えています。

そうなれば、今度は筋肉を分解する糖新生のプロセスが始まり、筋肉量の減少につながっていくでしょう。

いずれにしても、長期間にわたって糖質制限ダイエットを続けるのは、身体に悪影響を生じてしまう可能性が高く、避けるべきだと思います。

**ここがポイント**

**ケトン体はあくまで「非常食」。非常事態が長く続けば副作用が起きたり、筋肉量が減少したりする危険性が高い。**

糖質制限ダイエットのリスク

7

# 身体も脳もエネルギー不足になり、メンタルに響く

糖質制限ダイエットを実施している患者さんなどからは、「気持ちが落ち着かない」「イライラする」といった声を聞くことがよくあります。

私自身、過去に糖質制限ダイエットに挑戦しているときは、やはり気持ちが落ち着かず、イライラすることがありました。

これは、糖質を摂取しないと身体や脳がどうなるのか、そのメカニズムを知れば当然のことだと理解できます。

3大栄養素のひとつである炭水化物は、私たちの活動のエネルギー源になる大事な存在です。糖質制限ダイエットではそれを制限するわけですから、身体も脳もエネル

ギー不足になるのは当たり前のことです。

そうしてエネルギー不足になると、胃や腸の消化力も弱まり、タンパク質や脂質の消化吸収効率が低下します。身体も、脳も、ますますエネルギー不足になる悪循環に陥ります。

こうした状態では、お腹が空いて飢餓感が生じますし、身体にも力が入らず、慢性的な疲労を感じます。精神的な余裕もなくなり、集中力や思考力が低下し、睡眠不足やうつ状態にもつながります。

**エネルギー不足の状態だと、人間は精神的に不安定になる**のです。

また、人間の脳内にはいくつもの神経伝達物質があり、それらは「脳内ホルモン」と呼ばれています。

なかでも**精神を安定させるホルモンであるセロトニンは、「幸せホルモン」とも呼ばれ、心の状態に大きく関与しています**。

セロトニンが不足すると、不安になったり、イライラしたり、うつ状態に陥ったりします。

この「幸せホルモン」セロトニンは、トリプトファンという必須アミノ酸からできています。

トリプトファンが脳内でナイアシン、ビタミンB6、マグネシウムなどと合成され、セロトニンが生成されます。

そしてこのトリプトファンは、体内では合成できない必須アミノ酸であるため、食品から摂取する必要があります。トリプトファンを多く含むのは、たとえば次ページの図に示したような食品類です。

脳内でセロトニンを増やすためには、まずはこれらトリプトファンを多く含む食品を摂取しなければなりません。

しかし、ただ摂取しただけでは不十分で、摂取したトリプトファンをいかにスムーズに脳内に取り込むかが重要です。

**トリプトファンは食事からの摂取後、脳内に取り込まれるときにインスリンを必要とします。**

## ＊トリプトファンを多く含む食品

### 大豆製品

豆腐、納豆、みそ、醤油など

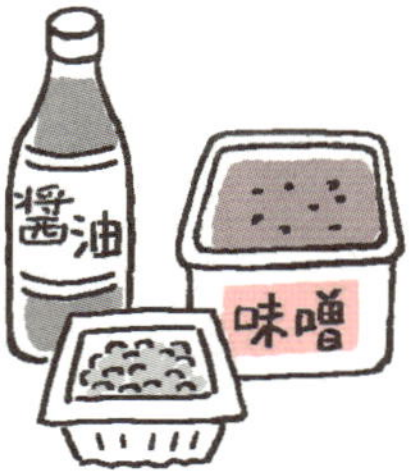


### 乳製品

卵、牛乳、チーズ、
ヨーグルトなど

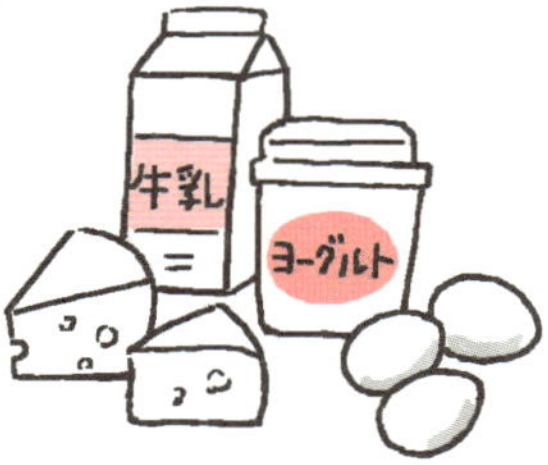


### 穀類

お米、小麦など

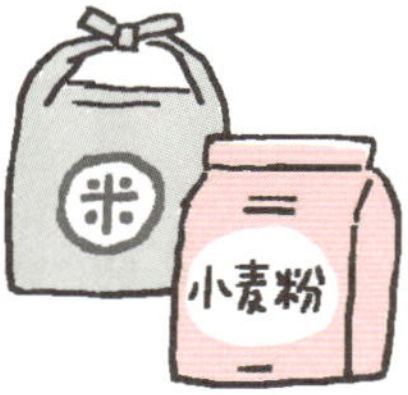

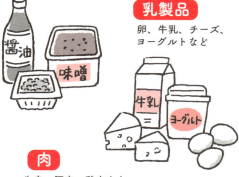

### 肉

牛肉、豚肉、鶏肉など

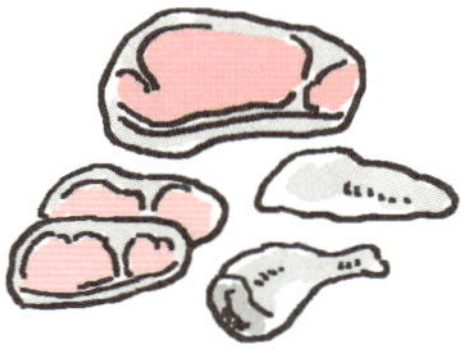

### 魚

マグロの赤字、ツナ缶、
ニシン、数の子など

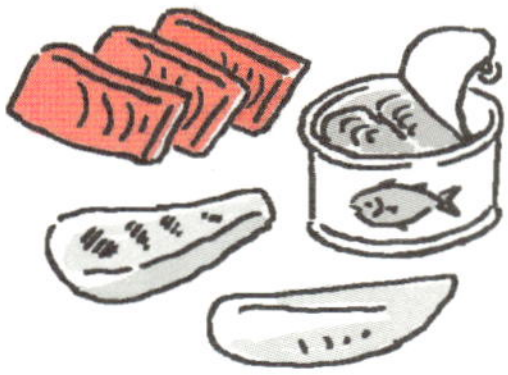

### ナッツ類

カシューナッツ、ピーナッツ、
くるみ、アーモンドなど

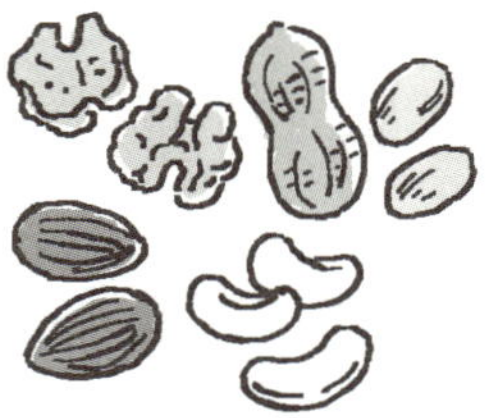

### 果物

バナナなど

脳には「血液脳関門」という部位があって、脳内に侵入できる物質を選り分けています。どんな物質でも脳内に入れるわけではありません。

この血液脳関門で、脳内にトリプトファンが入りやすいようにインスリンが働いています。あまり知られていませんが、インスリンにはトリプトファンの脳内への輸送を促進する働きがあるのです。

インスリンは、前にも少し触れたように血糖値を下げる働きをするホルモンでもあり、炭水化物や糖質を摂取することですい臓から分泌されます。

ここで「糖質制限ダイエット」と、メンタルの不調がつながってきます。

**精神を安定させる作用があるセロトニンを生成するには、トリプトファンだけでなく、同時に炭水化物をしっかり摂取することが必要**なのです。

糖質制限ダイエットをしていると、炭水化物や糖質の摂取が減ります。すると、すい臓からのインスリンの分泌が減ります。結果、せっかく食品から摂取したトリプトファンが、脳内に取り込まれにくい状態をつくってしまいます。

「幸せホルモン」セロトニンの生成が減り、心が安定せず、イライラしたり不安になったり、うつ状態に陥ったりしやすくなります。**やせることばかりに意識をとられていると、脳や心に必要な栄養素を不足させてしまう**わけです。

そうした危険性がある糖質制限ダイエットではなく、糖質をきちんと補給しながら、同時にやせることもできるダイエット法を模索すべきでしょう。

ちなみに、食べ物から摂取したトリプトファンは、脳内に運ばれたあと、**日中はセロトニンに合成されますが、夜間になると睡眠を促すメラトニンというホルモンに変化します**。

「糖質制限ダイエット」で糖質の摂取量が減ると、インスリンの分泌量減少をとおしてメラトニンも減少することになるため、**不眠や睡眠不足を引き起こしやすくなる**点も、このダイエット法のリスクとして挙げられるでしょう。

睡眠不足はそれ自体がさまざまなメンタル不調の要因にもなりますから、要注意です（睡眠については、第4章でも詳述します）。

## ＊糖質制限がメンタルに影響する仕組み

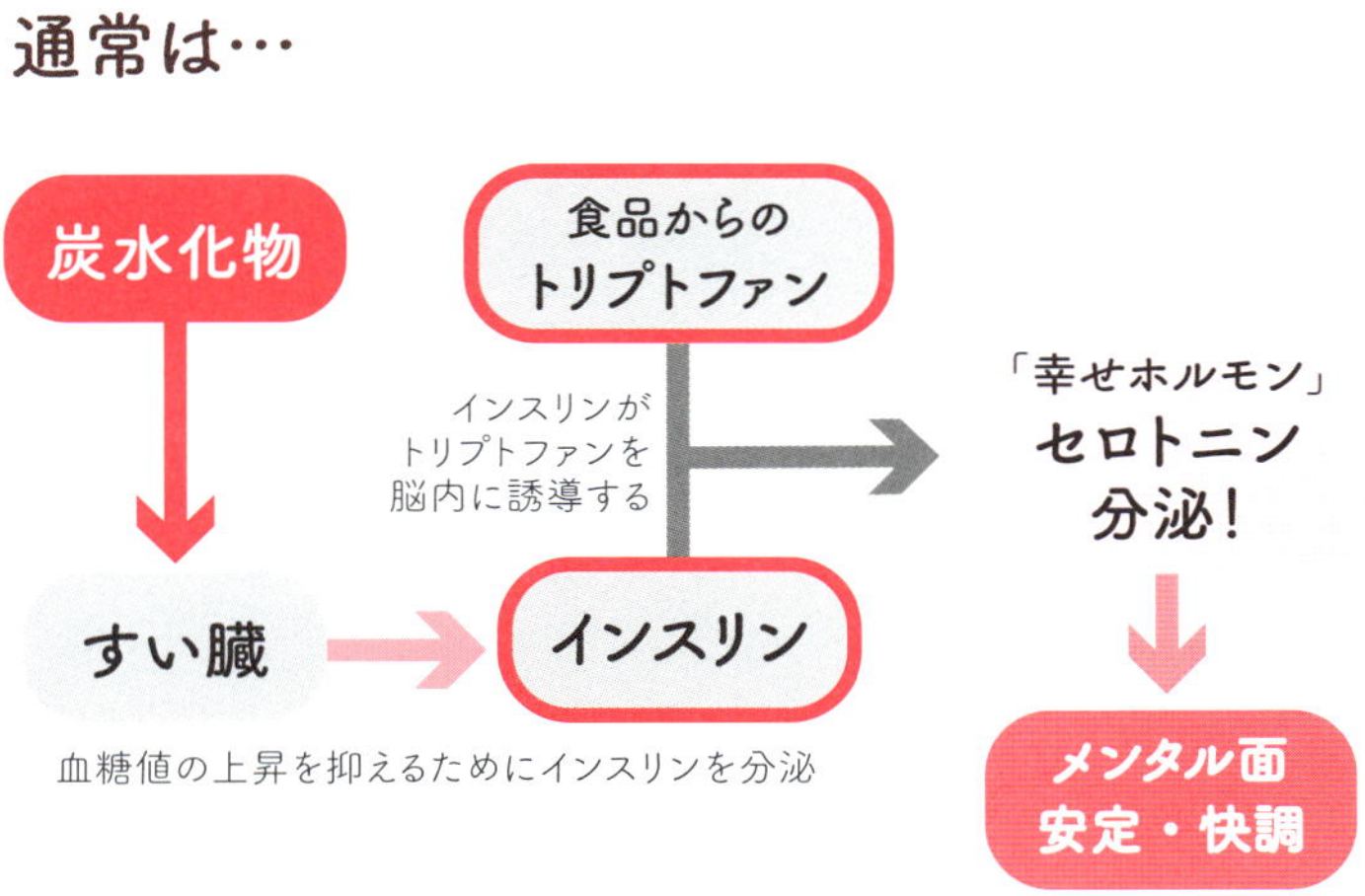


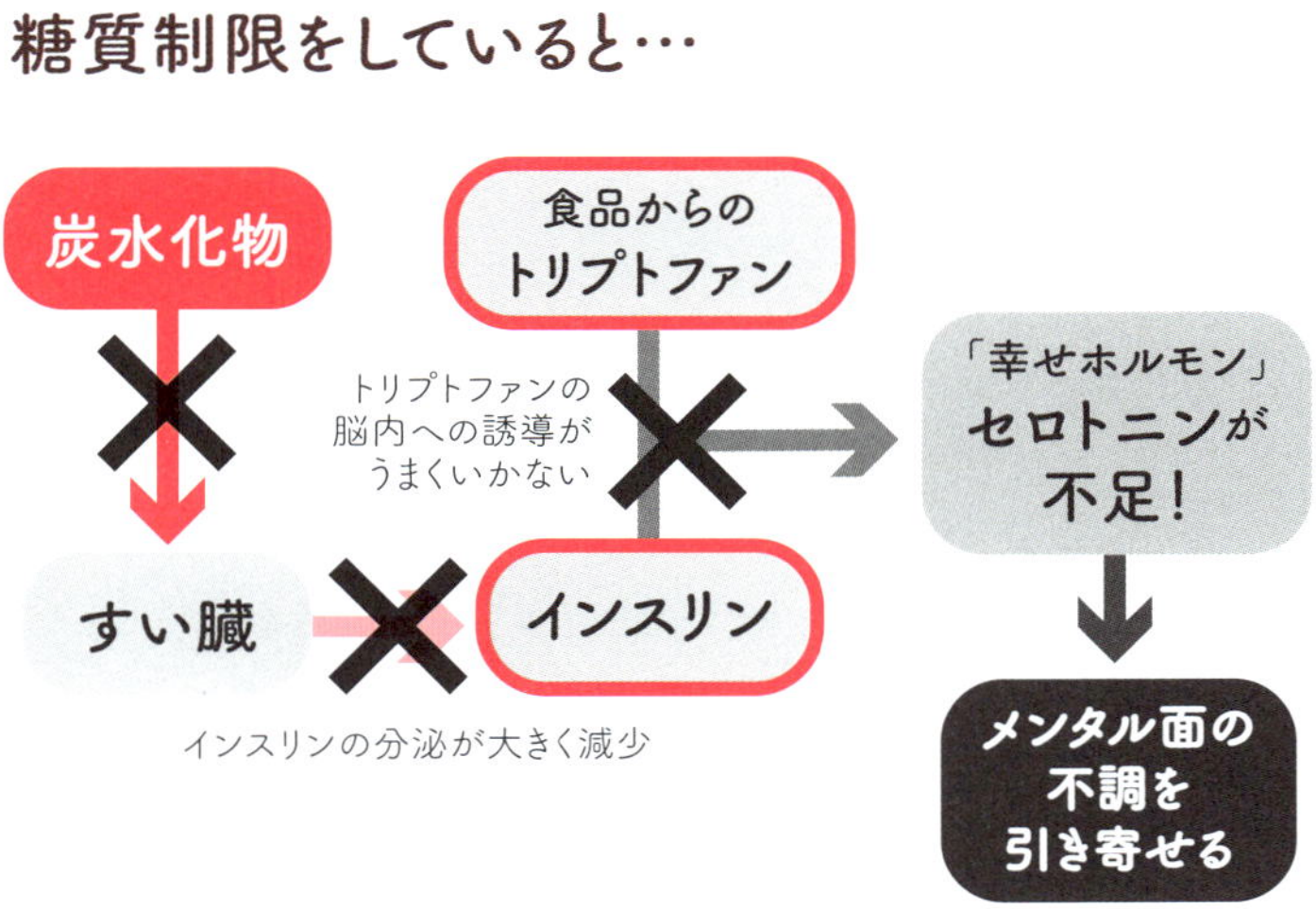

ここがポイント

お腹が減っているエネルギー不足の状態では、それだけでもメンタルが不安定になる。また、炭水化物や糖質の摂取量が減ると、インスリンの分泌量が減って「幸せホルモン」のセロトニンの合成も減るので、それによっても精神状態が不安定になりやすい。メラトニンの減少により、睡眠不足にもなりやすい。

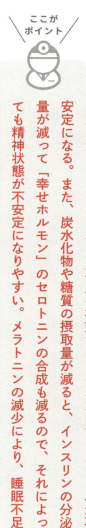

# 第2章

# お米を食べるとなぜやせるのか？

# 炭水化物はごはんで摂るのが一番！

第1章の解説により、「糖質制限ダイエット」などで炭水化物の摂取を安易に制限することが、大きな危険をはらむことはもうわかっていただけたでしょう。

むしろ**筋肉量を減らさず、また前述したさまざまな効能を期待するためにも、炭水化物をある程度は食べることが必要**です。炭水化物を十分に摂取するからこそ、体重を健康的に減少させられます。

では、お米やめん類、パン、いも類など、さまざまある炭水化物のなかで、私たちがもっとも頻繁に食べるべき食材はどれでしょうか？

それは……ズバリ、**お米**です。

ほかほかのごはん、白米を積極的に食べるべきだと、私は強く主張したいと思います。それでも太りませんし、むしろ、ゆっくりとやせていきます。

たとえば昭和ひと桁の時代、多くの日本人はお米をたくさん食べていました。おかずの量や品数は現代よりかなり少なく、その代わりにごはんをたくさん食べたのです。そうでなければ、空腹を満たせませんでした。

この時代を描いたアニメーションや映像作品には、茶碗に山のように盛られたごはんの描写がされることがありますが、高齢の患者さんなどに話を聞くと、ああした描写は必ずしも強調されたものではないとのこと。実際に日々のお米の摂取量は、いまよりかなり多かったようです。

現在では、1日あたりの摂取カロリーのうちおおよそ6割を主食の炭水化物から摂取することが推奨されています。しかしおそらくこの時代には、7割とか8割といった高い割合で、1日の活動に必要なエネルギーをお米から得ていたと思われます。

一方で、昭和ひと桁の時代に多くの人たちが「太っていた」という記録はありません。**いまよりかなり多く白米を食べていたにもかかわらず、太っている人はほとんどいなかった**のです。

もちろん、白米以外の食事による摂取カロリーが少なかったとか、現在より身体を動かす機会が多かったとか、ほかの理由もいろいろ考えられますが、炭水化物である白米のごはんをたくさん食べたからといって、必ず太るわけではないことの傍証にはなるでしょう。

また、古くからお米を主食にしてきた日本人は、お米に含まれる栄養素との長い付き合いの結果、**遺伝子レベルでその利用に適した体質を獲得している**ことも、お米を積極的に食べることを私がすすめる理由のひとつです。

お米の主たる栄養素であるデンプン（重量の約78%）は、ブドウ糖が多数つながってできた物質です。身体のなかではアミラーゼという消化酵素により分解されて、腸などで吸収されます。

この消化酵素アミラーゼの濃度にかかわる遺伝子AMY1の数が多いと、血液や唾液に含まれるアミラーゼの濃度が高くなってデンプンの分解がスムーズに行われ、結果として食後の血糖値が低く保たれ、血糖のコントロール状態も良好に維持されやすいとされています。

ＡＭＹ１遺伝子の数が多い人は、炭水化物に含まれる糖質を分解してエネルギーとして利用することに向いている、と言えるでしょう。

一方でこの遺伝子が少ない人は、糖質からのエネルギーの利用効率が悪いので、むしろ脂質など別の栄養素からエネルギーを取り出して利用することに向いている、と言えるかもしれません。

それを踏まえて、神奈川県立保健福祉大学（現・日本女子大学）の中島啓教授は、日本人の20～30歳の（肥満でも糖尿病でもない）健康な女性の遺伝子を検証し、唾液中のアミラーゼ濃度を確認する調査を行いました。

すると彼女らの多くは、ＡＭＹ１遺伝子の数が多く、唾液アミラーゼの濃度も高いことが判明しました。つまり、デンプンを効率よくエネルギーとして利用できる遺伝的体質を持っているということです。

このＡＭＹ１遺伝子の数の多さは、おそらく健康な日本人男性にも共通する特徴でしょう。

要するに、**多くの日本人は、白米などに含まれているデンプン（糖質）から、エネ**

**ルギーを効率よく取り出して活用できる遺伝的体質を有している**のです。

デンプンは必ずしもお米だけに含まれているわけではなく、そのほかの炭水化物食品にも高い割合で含まれています。

そのため、これだけでお米をすすめる理由にはなりにくいのですが、少なくとも日本人がお米の栄養素をフル活用できる遺伝的体質を持っていることは、すでに明らかになっていると言っていいでしょう。

さらにもうひとつ、興味深い調査結果があります。

同志社女子大学の今井具子教授らが実施した国際的な調査によるデータです。

今井教授らは、世界136カ国を対象とした調査を行い、**米を多く摂取する国では肥満率が低い**ことを明らかにしました。

米の摂取量が多い国、具体的には平均値で1日あたり約150グラム、ごはん茶碗で約3杯分（合計で約534キロカロリー）を毎日食べる国々では、肥満者の割合が少なく、逆に米の摂取量が少ない国、具体的には平均値で1日あたり14グラム程度しかお米を食べない国々では、肥満者の割合が多いことがわかりました。各国の経済レベルや教育、ライフスタイルなどの影響も考慮した調査結果とのことです。
お米をベースにした日本食やアジアの食事スタイルには、肥満を予防する効果があることが期待できます。

健康的な正しいダイエット法では、安易な糖質制限に走るべきではありません。むしろ炭水化物をしっかり食べて、**食べながらやせる**ことを目指してください。
お米を食べても太らず、むしろお米を食べることがやせる助けになることを示す科学的根拠はほかにも多くあります。この章では、それら「お米を積極的に食べるべき理由」を、医者の立場からいくつか紹介していきます。

**ここがポイント**

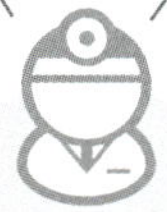

**日本人はお米の主成分であるデンプンを活用しやすい遺伝的背景を持っている。米食の多い国では肥満率が低いデータもあり、「お米が太る」というのは間違った思い込みである。**

お米をもっと食べるべき理由

1

# お米の糖質は身体にやさしい

「糖質」という言葉の語感から、砂糖などの甘い糖類を連想する人が多くいます。

そのイメージからか、お米、特に白米のごはんと砂糖は同じような存在だ、と言う人までいます。

これは大きな誤解です。**お米の糖質の主成分であるデンプンと、砂糖などの糖類では、その性質がかなり異なる**からです。

繰り返しますが、炭水化物とは糖質と食物繊維が組み合わさっているものの総称です。このうちの糖質は、さらに「糖類」と「糖類以外の糖質」に分けられます。

「糖類」とは、具体的には砂糖や果糖、ブドウ糖、乳糖などのこと。

## ＊「糖質」にもいろいろある

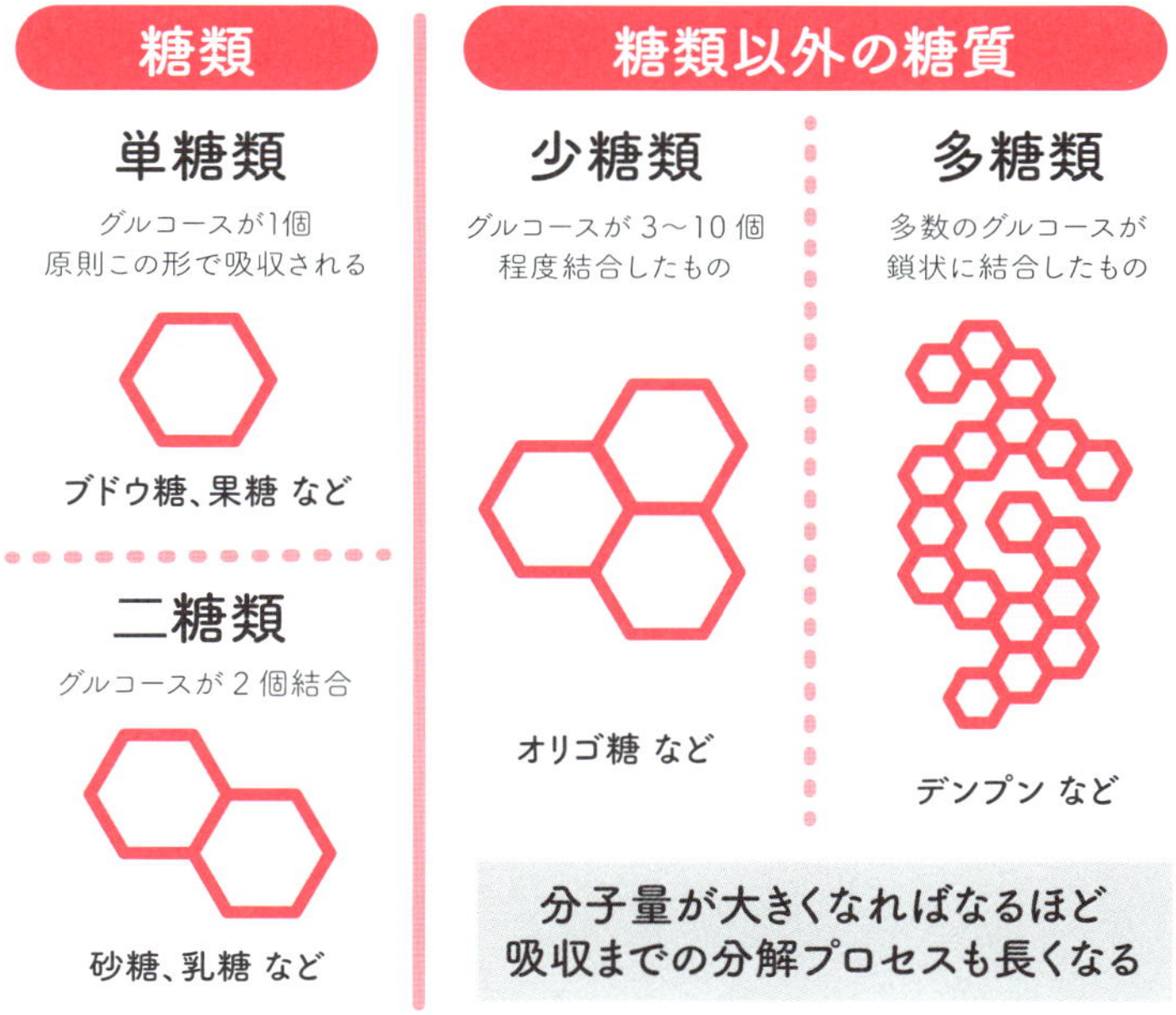


「糖類以外の糖質」には、デンプンやオリゴ糖などがあります。

このうち、お米などの主成分であるデンプンは、「糖類」がたくさんくっついて鎖状になった物質（多糖類）です。分子量が大きく、そのままでは体内に吸収できない性質があります。

**デンプンを栄養として吸収するには、先に分子が小さい単体の「糖類」**

**（ブドウ糖など）に分解する必要があり、その分解のプロセスこそが「消化」と呼ばれています。**

ごはんをよく噛んでいると甘みを感じますね？

あれは、唾液に含まれる消化酵素のアミラーゼによって、デンプンが単体の「糖類」に分解されていく消化プロセスの結果、口のなかで糖類が生まれて甘さを感じるのです。

お米などに含まれるデンプンは、このように吸収の前に消化が必要であり、そのプロセスに時間がかかるため、**ゆっくり、少しずつ体内に吸収される**性質があります。

血糖値の上昇も、その分ゆるやかなペースで行われ、身体が無理なくそのエネルギーを使い切ることができます。

一方、砂糖やはちみつ、果物などに含まれている「糖類」は、分子量が小さいために、すぐに腸壁を通過して体内に吸収される性質があります。

大きな分子を分解して消化するプロセスが必要ないか、ごく短時間で済むので、口に入れたらすぐに、食べたら食べた分だけ、一気に体内に吸収されます。

結果、血液中に存在する糖分の量が速やかに増えます。つまり、**血糖値が急上昇します**。

疲れたときには甘いものを食べると役立つ、とよく言われるのは、甘いお菓子などに含まれる砂糖などの糖類が、すぐに体内に吸収され、即座にエネルギー不足の状態を改善する性質があるためにそのように言われるのでしょう。


ただし、これには副作用もあります。

血糖値が急上昇すると、私たちの身体は血糖値を一定に保とうとして、血中の糖分を分解するホルモンであるインスリンをすい臓から分泌させます。しかも、血糖値の急上昇を抑えようとして一気に大量に分泌するので、大抵は分泌しすぎてしまいます。

多すぎるインスリンが作用して、逆に血中の糖分が足りない「**低血糖**」状態へと、ガラリと状況が反転することがよくあります。

低血糖状態では全身に疲労感やだるさを感じ、思考力も低下するため、まともに活動することは難しいでしょう。

甘いお菓子を食べすぎると、一時的にエネルギーの不足は解消されても、すぐにまたエネルギーが枯渇した状態に戻りやすいと言えます。

こうした血糖値の急上昇とその後の急降下のことを「**血糖値スパイク**」と言い、血糖値スパイクは全身の血管の内壁やすい臓の機能、血糖値の調整機能などに大きなダメージを与えることが知られています。急激な血糖値の上下動に対応し続けることで、臓器や細胞がしだいに疲れて、機能を低下させてしまうのです。

さらに血糖値の急上昇と急下降を日常的に繰り返していると、次第にインスリンの効きが悪くなる「**インスリン抵抗性**」も生じます。

さらにさらに、ジェットコースターのような血糖値の上下動を続ければ、ついにはインスリンを分泌するすい臓の機能が完全に壊れ、インスリン自体が分泌されなくなってしまいます。

ここまで行くと完全な病気で、「(2型)糖尿病」の診断が下るでしょう。

血液中の糖分を分解してエネルギー源として利用する機能が大きく低下してしまう

ので、慢性的な疲労感や、全身の不調に悩むことになります。失明や四肢の切断、がんや循環器障害（脳卒中や心筋梗塞など）といった大きな病気も引き起こしやすくなるため、糖尿病になることだけはぜひとも避けたいところです（すでに糖尿病になってしまっている方は、生活の改善や治療に努めてください）。

このように砂糖とごはんは、大きなくくりでは確かにどちらも糖質なのですが、その栄養素の性質には大きな違いがあります。

**お米などの炭水化物に含まれることが多いデンプンは、血糖値の急上昇が起きにくい、より身体に優しい糖質**と言っていいのではないでしょうか。

ここがポイント

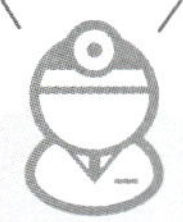

お米も砂糖も同じ糖質ではあるが、その栄養学的な性質は大きく異なる。お米のデンプンはゆっくりと消化・吸収されるので、血糖値の急上昇を起こしにくいが、砂糖などは血糖値スパイクを起こしやすい。

お米をもっと食べるべき理由
2

# お米の糖質は脂肪になりにくい

京都大学大学院人間・環境学研究科の森谷敏夫名誉教授は、「炭水化物を摂取してやせる京大式ダイエット」の提唱者であり、「ごはんを主体とした「ごはん食」は**身体の脂肪になりにくい**と断言しています。

森谷名誉教授によれば、それを証明する2つの研究結果があるそうです。

ひとつ目は、1999年にアメリカ生理学会で、エリック・ジャクア教授により発表された画期的な研究結果です。

ジャクア教授の時代になってから、人間が何を食べたらどう代謝するのかを24時間コンピューターで計測できるようになりました。

この研究では被験者を2つのグループに分けました。10日間、「通常の食事に加えて1000キロカロリーの脂肪を食べるグループ」と、「通常の食事に加えて1000キロカロリーの炭水化物（糖質）を食べるグループ」です。

そのうえで、それぞれのグループでの体脂肪の変化を測定しました。

結果、追加で脂肪を食べたグループでは平均して1100グラムの脂肪がついていたのに対し、追加で炭水化物（糖質）を食べたグループでは90グラムしか体脂肪が増えていませんでした。

つまりごはんなどの炭水化物（糖質）をふだんより1000キロカロリー多く摂取しても、そのうち体脂肪に変換されるのは、1日わずか10グラム未満ということです。

一方で、余分に摂取した脂肪は、ほぼそのまま体脂肪に変換されてしまったと考えられます。

2つ目の研究は、2001年にアメリカ臨床栄養学会で発表された研究結果です。13人の女性を対象に、1日に必要なカロリーに50％を上乗せした食事（炭水化物27％、脂肪23％）を摂取してもらい、糖質が脂肪に変わる割合を調べました。

360〜390グラムの炭水化物を食べていることになりますが、そのうちわずか3〜8グラムしか、脂肪の合成が起きていなかったそうです。

このふたつの研究は、「ごはん食」などの炭水化物中心の食事が、体脂肪を増やしにくいことを強く示唆しています。

人間の身体は、炭水化物をデンプンなどの糖質と食物繊維に分解し、さらにデンプンをブドウ糖などの分子量が小さな糖分へと分解して、体内に吸収する消化プロセスでエネルギーを使います。

さらには、血液中に取り込んだ糖分を体脂肪へと変換して、蓄積するプロセスでも一定のエネルギーを使います。

この一連のプロセスで、摂取したうちの約25％のエネルギーを使うため、**そもそも炭水化物は脂肪になりにくい**のです。

一方で、食事から摂取した脂肪が、吸収されやすい脂質に分解され、血液中に取り込まれて体脂肪として蓄積されるまでのプロセスでは、わずかに2％程度のエネルギーしか消費されないと言われています。
**脂肪は、必要量以上に食べたらその分だけ、ほぼそのまま体内で脂肪組織に変わってしまう**のです。

炭水化物であるお米のごはんに対して、「炭水化物だから太る」「糖質だから太る」と思っている人は多いでしょう。

しかし、これが大きな勘違いであることは、これらの研究データからも明らかです。

この間違った思い込みは、いますぐに捨ててほしいと思います。

ここがポイント

**実験結果によれば、摂取した炭水化物のうち体脂肪に変わる割合はごくわずかであるのに対し、余分に脂肪（脂質）を摂取すると、ほぼそのまま身体に溜め込まれてしまう。**

お米をもっと食べるべき理由

3

# お米は腹持ちがよく、代謝を促す栄養素が豊富

**お米は、良質のタンパク質や微量栄養素が多く含まれた食品**です。

精製した白米を「精白米」あるいは「うるち米」と呼びますが、そこにはビタミンB1、B2、B6、ナイアシン、葉酸、パントテン酸、ビオチン、マグネシウム、カルシウム、ナトリウム、カリウム、リン、セレン、モリブデン、亜鉛、銅、マンガン、鉄、脂質、タンパク質、食物繊維などが含まれています。

アミノ酸も豊富で、**玄米の段階では体内でつくることができない必須アミノ酸9種類（バリン、ロイシン、イソロイシン、スレオニン、フェルアラニン、トリプトファン、リジン、ヒスチジン、メチオニン）のすべてを含んでいます**。

食品にどのくらいの種類の必須アミノ酸が、どの程度含まれているのかを示す指標

＊いろいろな食品のアミノ酸スコア

| 主食系 | コーンフレーク　22 |
|---|---|
| **精白米（うるち米）　93** | じゃがいも　83 |
| **玄米　100** | **その他** |
| 食パン　51 | 牛肉、豚肉、鶏肉、卵　100 |
| 中華めん（生）　53 | あじ、まぐろ、えび、いわし、かつお　100 |
| うどん（生）　51 | 牛乳、チーズ、ヨーグルト　100 |
| パスタ（乾燥）　49 | 大豆、納豆　100 |
| そば（生）　84 | にんじん　76 |

WHO/FAO/UNU報告、文部科学省「日本食品標準成分表（七訂）」より算出

のことを「**アミノ酸スコア**」と言い、100までの数字で表されます。このスコアが高い食品ほど、身体が必要とするアミノ酸を漏れなく、豊富に含んでおり、良質なタンパク源とされるのです。

精白米（うるち米）は、このアミノ酸スコアが93です。精製前の玄米では最高値の100です。

小麦を調理したパンで51、乾燥パスタで49、うどんで51、コーンフレークが22などと見ていくと、主食として食べられる食品のなかでは、お米が非常に優秀なタンパク源であることがわかっていただけるでしょう。

ちなみにジャガイモが83、ソバが84で、海外では主食とされることもあるこの2つの食

## ＊お米に含まれる栄養素

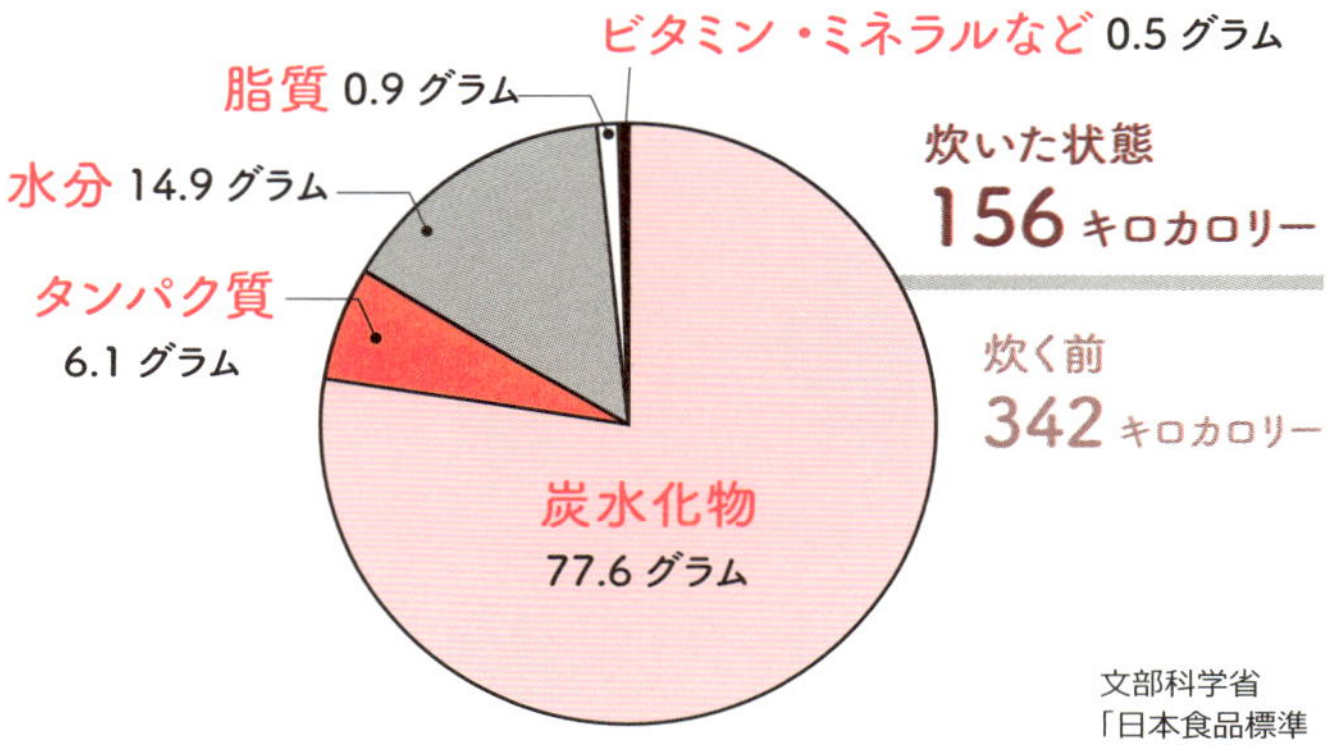


精白米 100 グラムあたり

文部科学省
「日本食品標準
成分表（八訂）」

品は、アミノ酸スコアで白米に近いものがあります。ただし、日本の食習慣で主食として毎日食べる、というのはなかなか難しいでしょう。

また、白米のアミノ酸スコアが１００ではないのは、玄米からの精米の過程で必須アミノ酸のリジンがなくなってしまうためですが、リジンが豊富な納豆などの大豆製品や、付け合せの鶏肉などと一緒に食べることで、必須アミノ酸のすべてを一度に摂れるようになります。

このほか、白米には脂質も含まれますが、その量は１００gあたりわずか０・９グラムです。

１００グラムあたりのエネルギー量も、

156キロカロリー（炊飯後）とさほど多くありません（炊く前は342キロカロリー）。

ごはんはパンなどほかの炭水化物食品に比べて消化が遅いので、**腹持ちがよく、食事の満足感を得やすい**という特性もあります。

過去、私が「糖質制限ダイエット」をしていたときには、食事をしてもなかなか満足感が得られず、疲れの回復が遅く、気持ちも落ち着きませんでした。

白米のごはんであれば、カロリーはさほど多くないのに、食事をしたあとの満足感はしっかり得られます。

お米は栄養学的にも優秀な食品であり、太りやすい食べ物でもありません。食べないのは、もったいなさすぎるでしょう。

ここがポイント

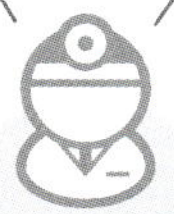

**お米は栄養バランスも非常によいため、食べない選択は非合理的。腹持ちもよいので、効率的に満足感を得られる。**

※調査の公表年度によって白米の栄養成分は上下しますが、おおよその傾向は変わらないでしょう。

お米をもっと食べるべき理由 4

# 冷えたごはんにはさらなる減量&病気予防効果がある

腸内環境とダイエットには深い関係があります。まずは腸内環境を整えることが、ダイエットの効果を高めることになります。

昨今、健康長寿のためにはよい腸内環境をつくることが必要不可欠であることが広く知られるようになりました。

腸内環境を整えるための行動を「腸活」と呼んだりもします。

あらゆる面で不健康な状態を招く肥満を解消するために、まずは腸内環境を整えましょう。つまり、ダイエットのための腸活です。

なぜなら、**腸内環境が悪いと、食べ物を消化し、栄養を吸収する腸の力が落ちて代謝の低下を引き起こし、その結果、太る可能性が高くなる**からです。

肥満は、脂肪細胞が血液中を流れている中性脂肪などの脂質を取り込み、大きくなることで起こります。

しかし近年になって、驚くべきことがわかってきました。

**腸内でつくられた「短鎖脂肪酸」という物質を感知すると、脂肪細胞は血液中の脂質の取り込みをやめ、全身の体脂肪が減少する**というのです。

短鎖脂肪酸とは、大腸内で腸内細菌によってつくられる酸の一種で、酪酸、酢酸、プロピオン酸などがあります。

特定の腸内細菌が、ごはんが冷めると生成される**レジスタントスターチ**（難消化性デンプン）などの消化しにくい食物繊維を分解・発酵するとき、「短鎖脂肪酸」がつくり出されます。そして、腸内でつくられた短鎖脂肪酸は、血流に乗って全身をめぐります。

「レジスタントスターチ」は「難消化性デンプン」とも呼ばる存在であり、「レジスタント＝消化されない・しにくい」「スターチ＝デンプン」という意味です。

水溶性食物繊維と不溶性食物繊維の両方の性質を持ち、腸内では食物繊維と同じ働きをして、腸内環境の改善に役立っています。

本来、ごはんに含まれるデンプンは、ブドウ糖へと分解されてから小腸で吸収されます。しかし**炊いたごはんを食べずに冷蔵庫などに冷やしておくと、その間にでんぷんがレジスタントスターチ（難消化性デンプン）へと変化します**。

レジスタントスターチは消化されにくいので、小腸をとおり越して大腸にまで届き、そこで分解されて善玉菌の餌になります。

このとき短鎖脂肪酸がつくり出されて血液中に吸収され、太らない身体のシステムづくりなどに役立つのです。

「短鎖脂肪酸」には、以下のようなさまざまな機能があるとされます。

**①基礎代謝の向上**
**②体脂肪の軽減**
**③悪玉菌の増殖抑制**
**④免疫力の向上　など**

①の基礎代謝の向上や②の体脂肪の軽減は、そのままダイエットに直結します。③や④の機能も、健康を維持するうえでの大きなメリットです。

単にダイエットに限らず、健康で活動的な生活を送るためにも、**短鎖脂肪酸を生成するレジスタントスターチを継続的に摂取することが重要**でしょう。

炊き立てのごはんでも、糖質と食物繊維が組み合わさっているために砂糖などの糖類よりもゆっくり消化・吸収されますが、冷えたごはんではデンプンの難消化化が進んで、さらにゆっくり消化・吸収されます。

その際、さまざまな減量&健康効果のある短鎖脂肪酸もつくられます。

**お米のごはんは、どんなふうに食べても太りにくく、健康的なのです。**

「ごはんは太る」がいかに間違った思い込みか、もう理解していただけたでしょうか？

ここがポイント

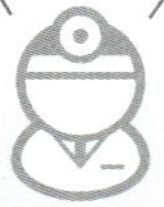

**ごはんが冷えると、デンプンが難消化性のレジスタントスターチに変わり、短鎖脂肪酸を増やすため、さらにダイエットや健康維持に役立つ。**

お米をもっと食べるべき理由

5

# ごはんは心を安定させる

「糖質制限ダイエット」を行うと、イライラしたり、気持ちが落ち着かなかったりするケースが多いことを第1章でお伝えしました。

それは「幸せホルモン」であるセロトニンの生成に必要な炭水化物が不足するからでした。

再度、簡単に説明すると、

「セロトニンの生成には原料となるトリプトファンが必要」

↓「トリプトファンは体内で合成できないので、食事から摂取する必要がある」

↓「トリプトファンが脳内に運ばれる際には、インスリンも必要」

↓「インスリンは、炭水化物を摂取すると分泌される」
↓「炭水化物を制限すると、インスリンが十分に生成されない」
↓「インスリンが不足するのでトリプトファンの脳内への誘導がうまくいかず、幸せホルモン（セロトニン）が生成できずに不足する」
↓「メンタル不調になりやすい」
という仕組みでした。

**お米のごはんを十分に食べると、このメカニズムが逆転します。**つまり、

「セロトニンの生成には原料となるトリプトファンが必要」
↓「体内で合成できないトリプトファンは、お米や大豆製品、乳製品などから補充できる」
↓「トリプトファンが脳内に運ばれる際には、インスリンも必要」
↓「炭水化物を含むお米を摂取することで、インスリンが分泌される」
↓「インスリンが十分にあるので、トリプトファンの脳内への導入も問題なく行われ、幸せホルモン（セロトニン）が生成される」

↓「メンタルの状態が安定する」
という順番です（55ページの図を再度参照してください）。

私が「糖質制限ダイエット」をしていたときにも、気持ちが落ち着かずにイライラしていましたが、糖質制限ダイエットをやめて3食ごはんを食べるダイエットに切り替えたら、すぐに心理状態も落ち着きを取り戻しました。

これは、ここで説明したメカニズムを考えれば、当たり前のことなのです。

**お米のごはんには、私たちのメンタルの状態を安定させ、不調があればそれらを改善する力があります。**

メンタルの不調から過食に走るケースも少なくありませんから、心をよい状態に維持するためにも、やはりお米はしっかり食べるべきなのです。

**ここがポイント**

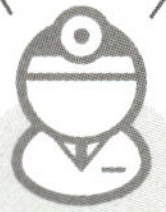

**ごはんの炭水化物を十分に摂ることで、インスリンの分泌がスムーズになり、セロトニンの合成が増えて心理状態が安定する。**

お米をもっと食べるべき理由

6

# お米には添加物が少なくアレルギーの原因にもなりにくい

お米のごはんを炊くときのことを思い出してもらいたいのですが、**ごはんには通常、余計な添加物がまったく含まれていません**。

特定の栄養素を付加したような商品もなくはありませんが、圧倒的な割合で、収穫されたお米をそのまま調理して食べます。

炊き込みごはんなどでなければ、一緒にお釜にいれるのは水だけ。考えてみれば、いまどきめずらしいほどの添加物フリーな食品です。

比較対象として小麦を考えると、**特にパンでは多くの添加物が加えられている商品が少なくありません**。砂糖が加えられていることもよくあります。

なかには添加物フリーの商品もありますが、大量生産されている商品のほとんどに多様な添加物が含まれていると考えて間違いないでしょう。

うどんやパスタなどのめん類に加工される場合は、パンほど添加物が加えられることはありません。ただ、中華めんでは炭酸ナトリウムや炭酸カリウムの水溶液である「かんすい」が必ず加えられます。かんすいの歴史は古く、安全とされる成分ではありますが、添加物であることには違いありません。少数ですがかんすいにアレルギー反応を示す人もいます。

ピザやパイなどに加工される場合には、食味をよくするための砂糖や、大量生産のための乳化剤が加えられることも多々あります。

主食の食材として、**少なくとも添加物の面では、お米は小麦に比べ段違いに安全な食品**と考えられるでしょう。

さらに小麦との比較を考えると、アレルギーの問題は避けてとおれません。**小麦はアレルギーを引き起こしやすい「5大アレルゲン（小麦、そば、卵、牛乳、落花生）」のひとつ**で、そもそも食べられない人や、食べるべきではない人が多くいます。

## ＊5大アレルゲン

**小麦**

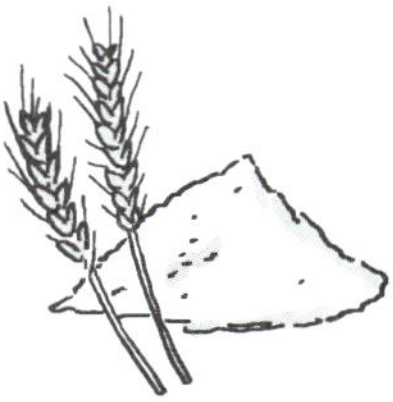

**そば**

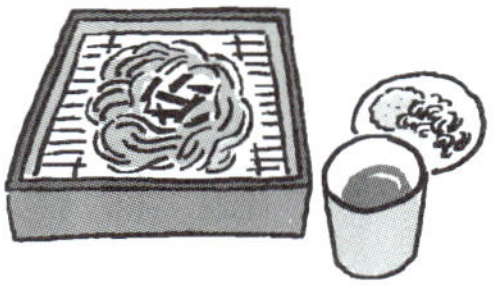

**落花生（ピーナッツ）**

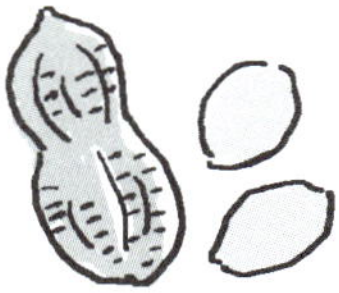

**卵**

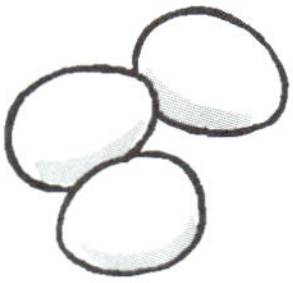

**乳（牛乳）**

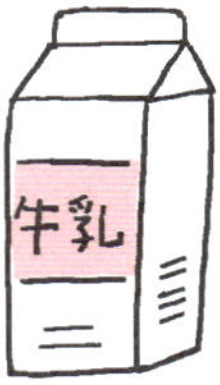


※特に重篤なアレルギー症状を起こしやすい原因物質。
「エビ」「カニ」「くるみ」を加えた8品目は、**特定原材料**として食品等への表示義務もある。

その割合も多く、自分では気づいていないけれど、実は小麦にちょっとしたアレルギー反応を示している人（かゆみや肌荒れ、腹痛など）は想像以上にいるはずです。

一方で、お米にアレルギー反応を示す人は、皆無ではありませんが非常に少なく、さまざまな食品のなかでもアレルギーを引き起こしにくい食品です。

アレルギーの原因になりにくい食材として、お米は非常に優秀なのです。

さらに言うと、**お米には小麦で問題になりやすい「グルテン」という成分が含まれていない**ことも、メリットのひとつとして挙げられます。

グルテンは消化・分解されにくいタンパク質の一種で、便として簡単には体外に排出されず、腸の粘膜に張りついて人体に悪影響を及ぼすとされます。

腸の粘膜に張りついたグルテンは、病原体などの有害物質やアレルギー物質が入ってこないようにしている腸のバリア機能をゆるめ、腸の粘膜に微小な穴を開けることで、人体に有害な物質を体内に流入させてしまうとのこと。

そのように腸のバリア機能が弱まった状態を「**リーキーガット症候群**」と呼びます。英語でリーキーは「漏れ出す」、ガットは「腸」を意味し、日本では「腸漏れ症候群」とも呼ばれています。

リーキーガット症候群は自己免疫疾患、アレルギー疾患、糖尿病、高脂血症、肥満、うつ病、認知症、過敏性腸症候群など、多くの病気の発症にもかかわっている可能性が指摘されています。

また、グルテンに関しては「**グルテン不耐症**」という病気もあるとされ、これは小麦に含まれるグルテンを摂取すると、腹痛や下痢、倦怠感、頭痛、不安などの症状を引き起こすことを言います。

遺伝的にグルテンへの不耐症を持っていると「**セリアック病**」とも呼ばれ、小腸の粘膜に炎症を起こし、栄養の吸収不良により体重の減少や下痢などの深刻な症状を引き起こすそうです。

近年、この「グルテン不耐症」が世界的に増えているとされます。

小麦の品種改良や遺伝子組み換えが何度も行われ、古代種の小麦と比べて現代の小麦には約40倍も多くのグルテンが含まれるようになったことが原因だとも言われていますが、詳しいことはまだ判明していません。診断基準などもまだ明確に定まっていません。

こうしたグルテンの害を避けて症状を改善させるには、**小麦の摂取を避ける「グルテンフリー」な食生活**をすることが推奨されています。

実際、セリアック病であったことが判明したプロテニスプレイヤーのノバク・ジョコビッチ選手は、グルテンフリーの食事に変えてからは、劇的にテニスの成績が向上したことで有名です。

グルテンの害（特にグルテン不耐症）については、率直なところまだまだ科学的根拠が足りておらず、個人的にもいま紹介したことのすべてを確信しているわけではありません。

しかしながら、添加物フリーで、アレルギーの原因にもなりにくく、さらには健康リスクがあるかもしれないグルテンを含まないお米が安く手に入る国に住んでいるのですから、あえて小麦ばかりを食べず、できるだけお米を食べるようにすれば、安全安心な食生活が送れるでしょう。

ぜひ、みなさんもっとお米を食べてください。

**ここがポイント**

**お米のごはんは添加物フリーで安心安全な食品。アレルギーの原因になることも少なく、小麦で指摘されがちな「グルテン」も含まれていない。**

# 第3章

# お米を食べるダイエットはこうして実践！

# 「お米を食べるダイエット」6つのルールを把握しよう！

「はじめに」でお話したとおり、当初は「糖質制限ダイエット」を試みてうまくいかなかった私が、試行錯誤の末にたどり着いた正しいダイエット法こそが「**お米を食べるダイエット**」です。

**医者の立場からも、自信を持っておすすめできる**内容です。

この章では、私自身が身も心も健やかなまま合計12キログラムの減量に成功した具体的な方法、特にその食事法についてみなさんにお伝えしたいと思います。

大きく分けて、６つのルールがあります。

① 朝食を抜かずに3食食べる
② 朝食・昼食・夕食の割合を3：3：4にする
③ 和食の一汁三菜＋ごはん1膳が基本
④ 「PFCバランス」を2：2：6の割合にする
⑤ 血糖値が急上昇しないように食べる
⑥ 「超加工食品」「ジャンクフード」をできる限り避ける

このほかにもいくつか注意すべき点がありますが、それらの詳細は本書の別の場所で確認していただくとして、まずは「お米を食べるダイエット」の中核となる6つのルールを順に解説していきましょう。

ぜひ、みなさんもこのダイエット法に挑戦してみてください。

ここがポイント

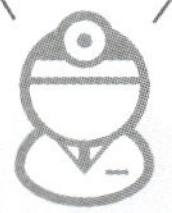

**健康的で、医者としてもおすすめできる「お米を食べるダイエット」には6つのルールがある。**

お米を食べる
ダイエットの
ルール

1

# 朝食は抜かずに3食食べる

世のなかには不規則な食生活を続けている人たちがたくさんいます。ダイエットのために朝食を抜く人が多くいることは、厚生労働省の調査でも判明しています。

厚生労働省や文部科学省は、これまでそうした人たちに対し、朝食をしっかり摂ることをすすめてきました。

ただ、朝食を食べることが健康状態の改善やダイエットにどのようにつながるのか、その詳しいメカニズムは近年まで解明されていませんでした。

そんな状況のなか、名古屋大学大学院・生命農学研究科の小田裕昭准教授らの研究チームは、**朝食を食べないと体重が増え、筋肉量も減少する傾向がある**ことを科学的に明らかにしました。

２０１８年、この研究チームは、高脂肪のエサを与えているラットに朝食欠食の習慣をつけると、体内時計に異常をきたし、体重の増加をもたらすことを遺伝子レベルで明らかにしました。

さらに２０２２年には、普通のエサを与えているマウスに朝食欠食の習慣をつけたときにも、「体内時計」に異常をきたして体重が増加すること、さらに筋肉が萎縮することを明らかにしています。

このような結果がもたらされる要因は、**朝食を食べないことによって、代謝にかかわる肝臓や筋肉など臓器の体内時計に異常が生じる**ことにあるそうです。

肝臓は体脂肪の代謝を担う臓器であり、そのリズムが狂うと、代謝が悪くなるために身体に脂肪がつきやすくなるのだと考えられています。

逆に言えば、まだ動物実験のレベルとはいえ、**朝食を摂る習慣が体内時計を正常化させ、体重の増加や筋肉の萎縮を抑制している**ことが示されたのです。

朝食を抜くことの弊害やそのメカニズムが、一定の科学的根拠とともに明らかにされたと言えるでしょう。

……ということは、ダイエットを志す本書の読者のみなさんは、**朝食は抜かずに、1日3食しっかり食べる**ことを第1のルールとすべきでしょう。

体内時計についても述べておきます。

私たちの脳や身体のなかには、身体の機能を一定のリズムでコントロールする働きがあり、一般にはこれを「**体内時計**」と呼んでいます。

たとえば私たちの身体は、夜になると体温や血圧、脈拍などが低くなる「休息モード」となり、逆に朝から昼にかけてはこれらが高くなる「覚醒モード」になります。この生体リズムは、体内時計に基づいて毎日繰り返されているものです。

なお、1日は24時間ですが、人間の体内時計の周期は24・5時間だとされています。そのため、そのままでは毎日30分ずつリズムがずれてしまうのですが、タイムウォッチのリセットボタンを押してスタートの時点を揃えるように、**朝ごはんや朝日の刺激によって、この体内時計のずれが調節される**ことが近年わかってきました。

このうち、朝に日光を浴びることの重要性は比較的よく知られていますが、朝ごはんを食べることでも体内時計がリセットされることは、あまり知られていないのではないでしょうか。

身体のリズムを整えるためにも、朝ごはんを毎日食べることは重要なのです。

体内時計や「時間栄養学」研究の第一人者である柴田重信早稲田大学名誉教授も、著書などで体内時計を整える鍵が朝食にあることをさかんに主張されています。

この体内時計が狂うと、食欲を活性化するホルモンや、逆に食欲を抑えるホルモンの濃度に異常が出て、食べすぎによりメタボリックシンドロームや糖尿病になるリスクが高まります。がんや認知症などにつながるリスクも上がります。

また、生体リズムをコントロールしている体内時計は、栄養の代謝にも大きく関与しているようです。

体内時計の働きを考慮した栄養学を「**時間栄養学**」と言いますが、2017年に体内時計の研究がノーベル生理学・医学賞を受賞したことで、「時間栄養学」は大変注目されるようになりました。
「いつ食べるか」に着目した学問です。

食事を摂って、その栄養素を消化吸収する際に消費されるエネルギーのことを「食事誘発性熱生産」と言いますが、この食事誘発性熱生産も、夜に食べるより朝に食べたほうがより多く消費されます。

その差は約4倍にもなるそうで、夜遅くに食べると太る、とよく言われるのもこの仕組みのためでしょう。

**人間の身体は、日中は摂取した栄養を効率よくエネルギーに変えて活動する力にし、夜は翌日以降の活動に備えて脂肪を蓄えるようにできています。**そうした点を考えても、やはり朝ごはんは抜かず、毎日3食をしっかり食べたほうがいいのです。

ここがポイント

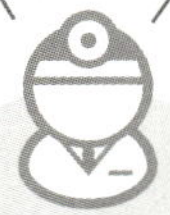

私たちの「体内時計」は、朝の光と朝食でリセットされる。朝食を抜くと体内時計がずれ、代謝機能が弱まって太りやすくなる。また食事により消費されるエネルギーも朝は多いので、朝食は抜かずに食べることが大切。

お米を食べるダイエットのルール

2

## 朝食・昼食・夕食の割合を3：3：4にする

一般的に、朝昼晩のそれぞれの食事量の配分は、1：3：6など夕食の配分が大きくなっているケースが多いでしょう。朝食を抜いている人では、0：3：7など極端な配分になっているかもしれません。

しかし、先ほども触れた時間栄養学の見地からすると、こうした**夕食偏重の配分は太りやすく、体調も崩しやすい食事スタイル**だと言えます。

朝に食べるよりも夜に食べるほうが、摂取した栄養素が体内で脂肪に変わりやすいのですから、ダイエットによくないのは当然の帰結です。

**夕食にたくさん食べるのをやめて、朝食と昼食の割合を増やしましょう。**

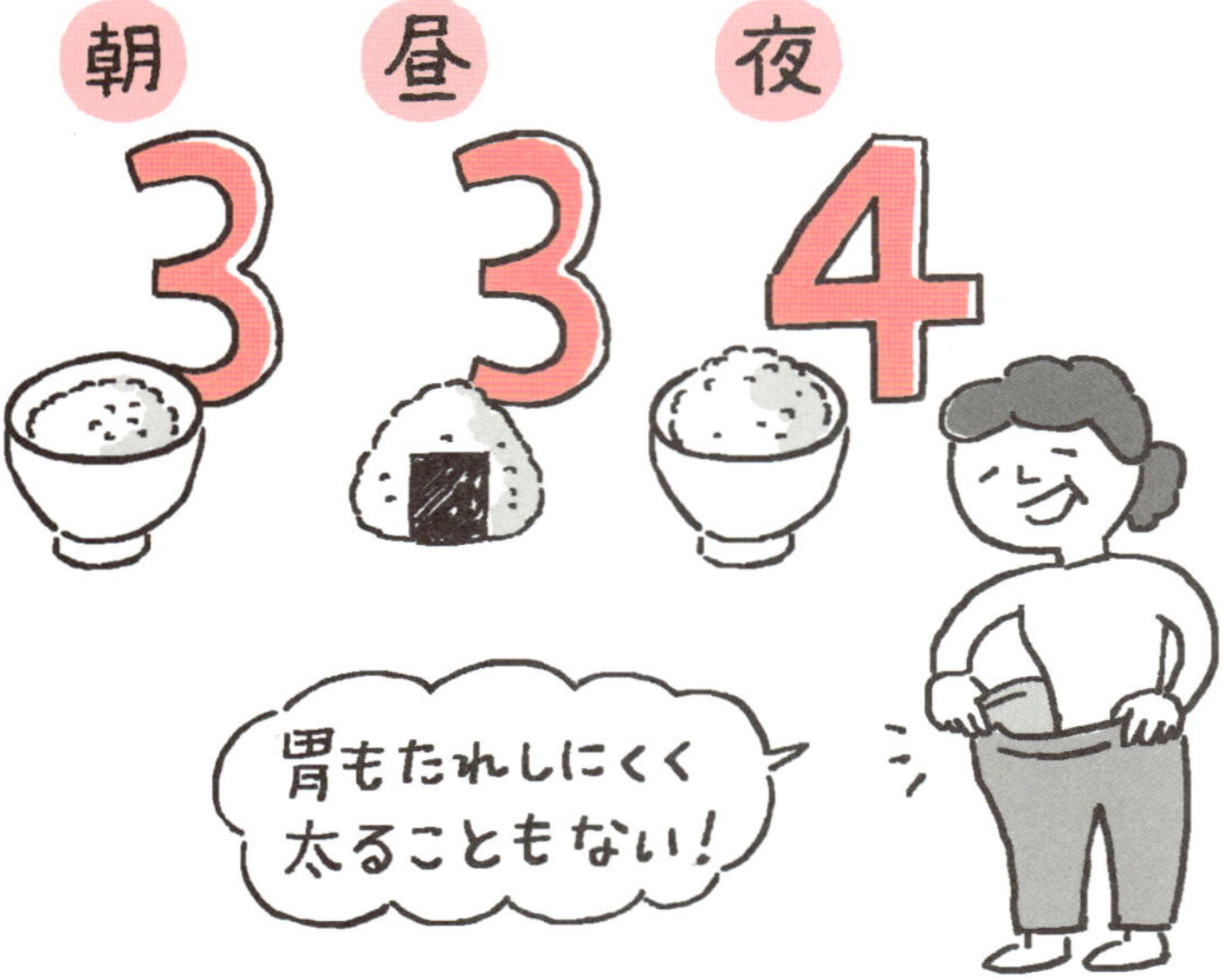
朝
昼
夜
3
3
4
胃もたれしにくく
太ることもない！

あまり神経質にならなくても大丈夫ですが、**ざっくり朝食3：昼食3：夕食4の割合にする**のがおすすめです。

もしこの配分にできなかった日があれば、**1週間単位で考えて調整**してください。

これが、「お米を食べるダイエット」の第2ルールとなります。

仕事の都合などでどうしても夕食を遅い時間にしか摂れないため、1日3食ではタイミングが合わない、という人もいるでしょう。

そういう場合には、たとえば夕

方におにぎりなどで一度、主食を食べておいて、家に帰ってから野菜中心のおかずなどを食べる、という形でも大丈夫でしょう。

このように**夕食を分けて食べ、朝食3：昼食3：夕食2：夕食2くらいの割合で「分食」すると、胃もたれもしにくく、太ることもありません。**

もし、夕方に食べる時間がまったくなく、分食も難しいときには、家に帰ってからできるだけ消化のいいものを食べるようにします。

炭水化物ならおかゆや雑炊、それ以外では豆腐や果物などが、胃腸に負担がかからないのでおすすめです。

**ここがポイント**

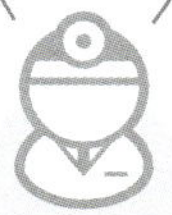

**時間栄養学的に、夕食多めの食事スタイルは太りやすい。朝食を増やして夕食を減らすことで、バランスがよくなる。夕食は「分食」してもいい。**

お米を食べるダイエットのルール

3

# 和食の一汁三菜＋ごはん1膳が基本

２０１３年に「和食：日本人の伝統的な食文化」がユネスコ無形文化遺産に登録されました。登録された理由は、四季のある日本ならではの独特な料理技術、伝統、文化的な意義、健康に対する配慮など多岐にわたります。

健康的で安心して食べられる食事として、和食はいまや世界中で大人気です。

私も和食が大好きで、ふだんの食事は和食中心です。

私が12キログラムやせた際の食事のメニューも、たいていの場合、**主食のごはん1膳（白米約１５０グラム）に、おかず３品と汁物が加わるいわゆる「一汁三菜」**でした。

この伝統的な食事スタイルを、「お米を食べるダイエット」でも基本メニューとすることが最適だと思います。
一汁三菜は、具体的には次のような構成の食事です。

（一汁）
**汁物　1椀**　みそ汁、お吸い物などのスープ類

（三菜）
**主菜　1皿**　魚料理、肉料理など、タンパク質がメインのおかず

**副菜　2皿**　ほうれん草のおひたし、ひじき、切り干し大根、卵《う》の花、煮物、サラダ、酢の物など、野菜や海藻のおかず。主菜に足りない栄養素を補う

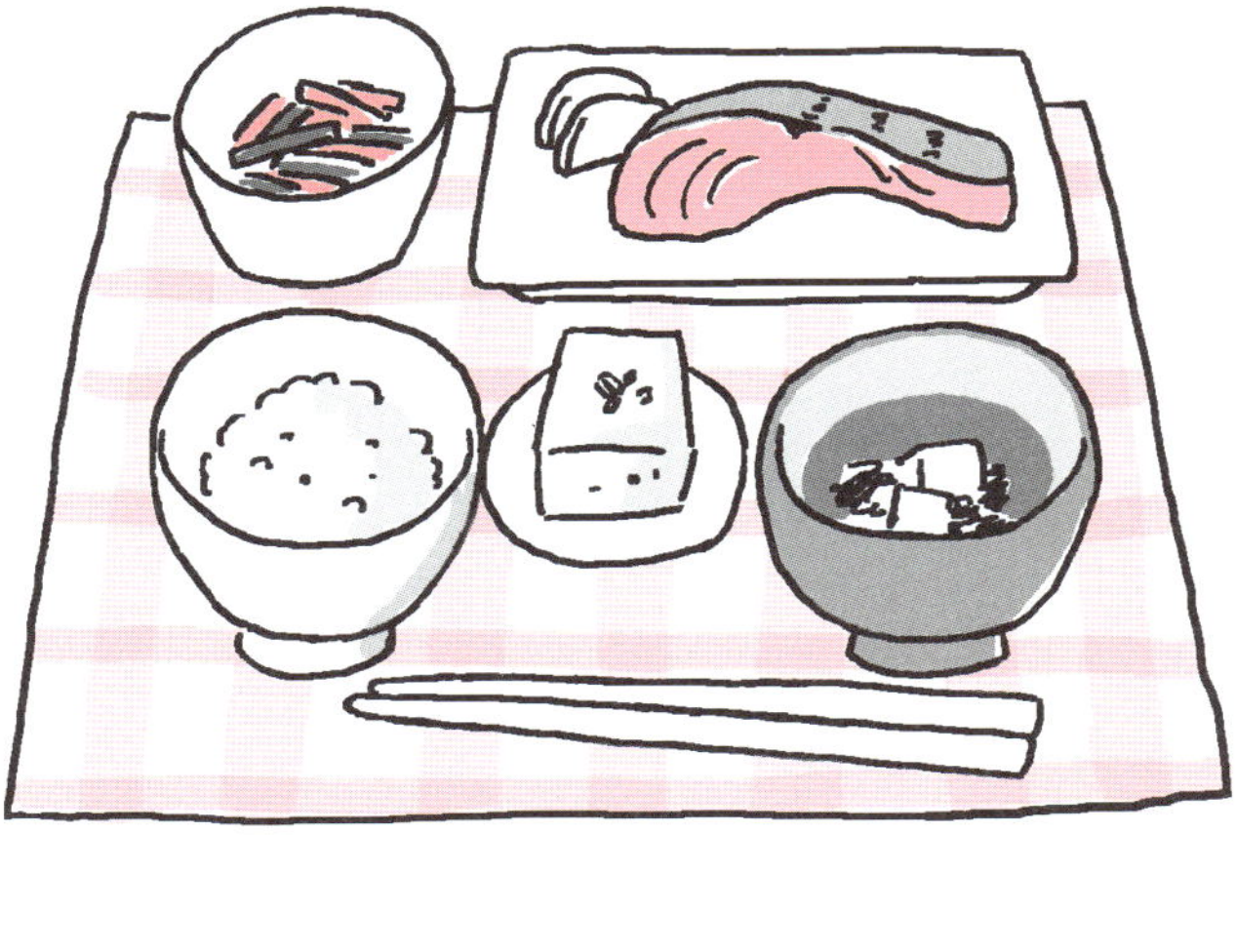

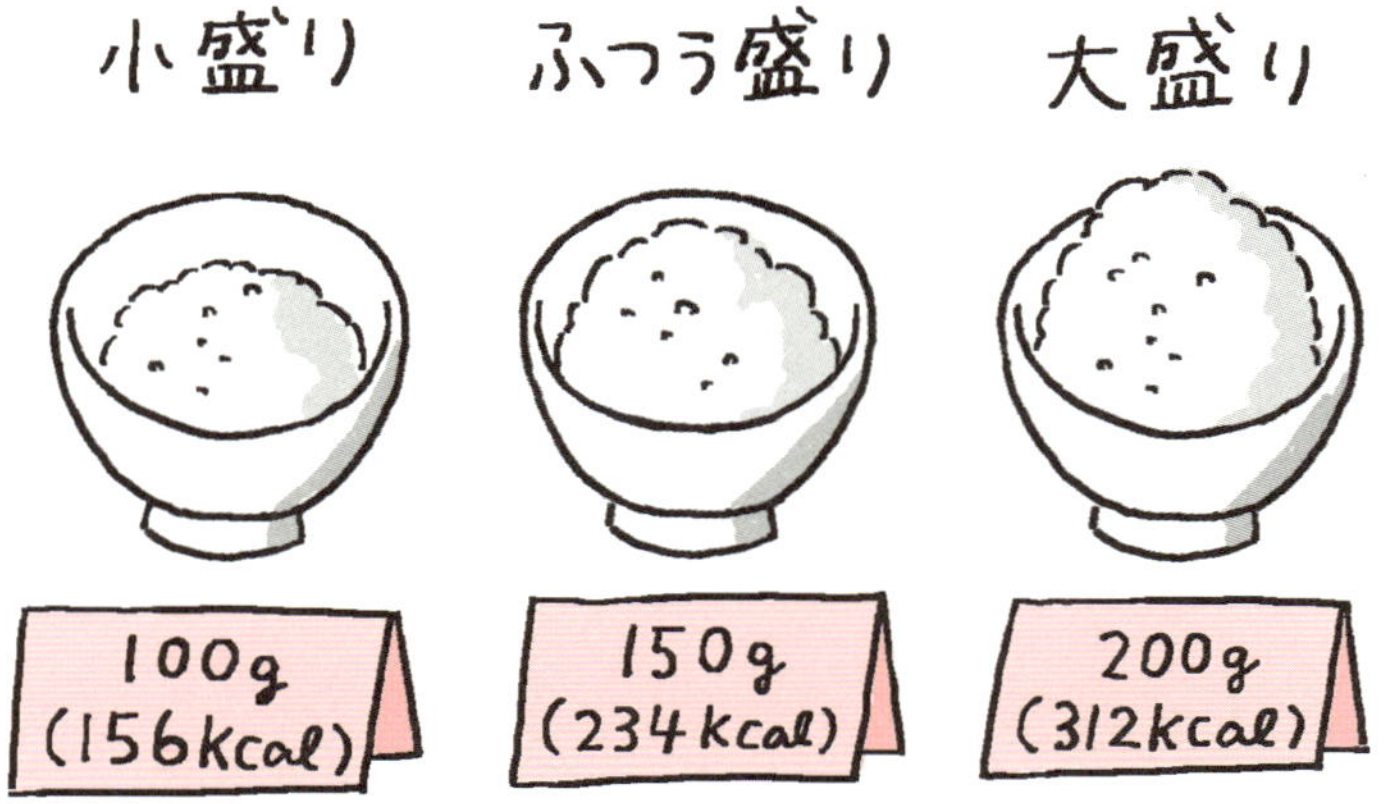

文部科学省「日本食品標準成分表（八訂）」

これにさらに、

**主食のごはん　1膳**　お茶碗1膳程度（約150グラム。上イラスト参照）

を加えることで、5大栄養素（タンパク質、脂質、炭水化物、ビタミン、ミネラル）がバランスよく含まれた、栄養学的にも優れた献立をつくりやすい構成になっています。

仕事が忙しく、毎食のおかずをいくつも用意するのが難しい場合は、必ずしもおかずを三菜（3品）にしなくても大丈夫です。

その場合、たとえばおかずは1品で、具だくさんのおみそ汁にするとか、具だくさんの炊き込みごはんにするとかでもいいでしょう。

なお、ごはん1膳が食べ切れないときや、加齢・体調などで量が多く感じるときは少なめに盛ったり（100グラム程度）、逆に足りないのであれば多めに盛る（200グラム程度）などして、量の調整をすることも問題ありません。

ただしあまり多く食べすぎると、さすがに栄養過多で太りやすくなったり、糖尿病になりやすくなったりする危険があります。適量を意識するようにしましょう。

このほか、和食には**日本ならではの「スーパーフード」**と言える食材もたくさんあるので、それらも積極的に食事に取り入れていきましょう。

次ページにおすすめのスーパーフードをまとめましたが、いずれも健康効果が高く、ダイエットにもプラスになるものばかりです。参考にしてください。

**ここがポイント**

**難しく考えなくても、和食の一汁三菜をごはんと食べれば、必要な栄養素をバランスよく摂取できる。スーパーフードも上手に取り入れたい。**

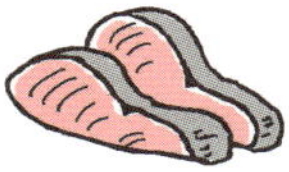

## 鮭（サーモン）

抗酸化力が高いアスタキサンチンの宝庫。
ビタミンB群、D、Eなども豊富

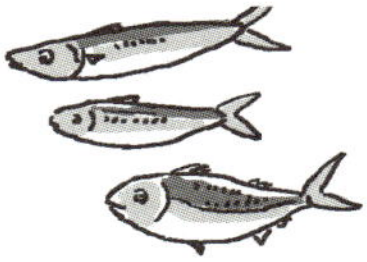

## 青魚（サバ、イワシ、サンマなど）

現代人に不足しているオメガ3脂肪酸が豊富

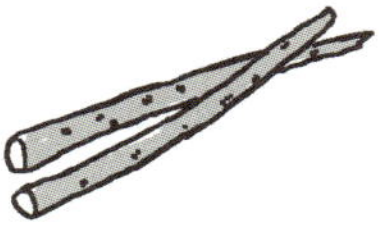

## ごぼう

食物繊維が豊富で腸内環境の改善に

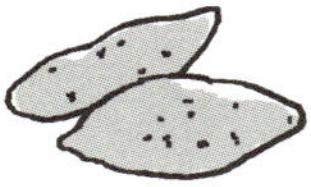

## さつまいも

ビタミンAや食物繊維が豊富

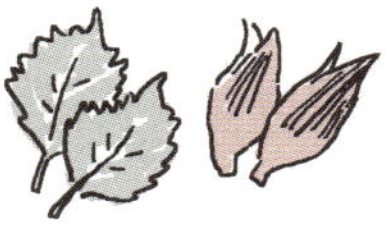

## しそ、みょうが

抗酸化力やデトックス力が高い和製ハーブ

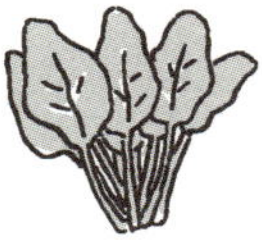

## 小松菜

ビタミン、カルシウム、フィトケミカルが豊富な
アブラナ科の野菜

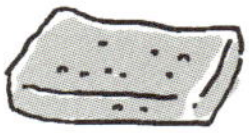

## こんにゃく

低カロリーで食物繊維が豊富

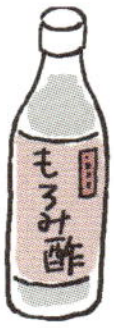


## もろみ酢

アミノ酸が豊富で代謝をサポート

## ジャパニーズ・スーパーフード

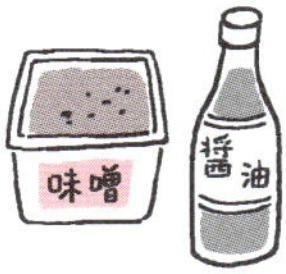


### しょう油・みそ

大豆を発酵させてつくった日本の伝統的調味料

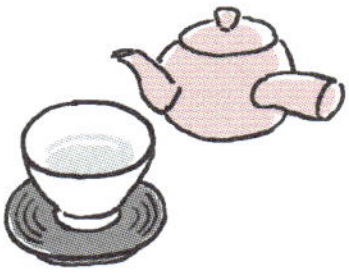

### 緑茶

カテキンやテアニンなど抗酸化物質が豊富

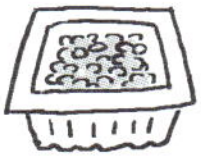

### 納豆

優れた発酵食品で、ビタミン$K_2$や
プロバイオティクスが豊富

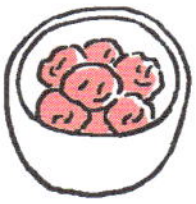

### 梅干し

抗酸化物質であるポリフェノール、ミネラル、
クエン酸が豊富

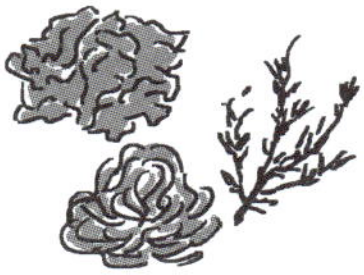

### 海藻類（ワカメ、モズク、ヒジキなど）

ヨウ素やミネラル、食物繊維が豊富

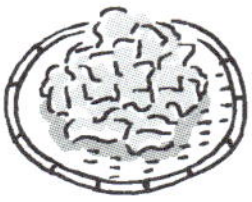

### かつおぶし

日本を代表する発酵食品でアミノ酸が豊富。
和食の旨みを形成

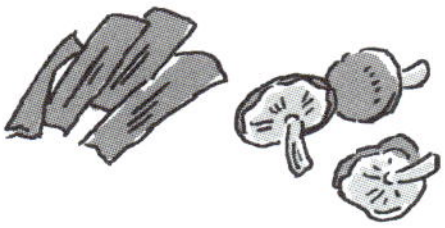

### だし昆布・だし椎茸

和食の旨みを形成するアミノ酸が豊富

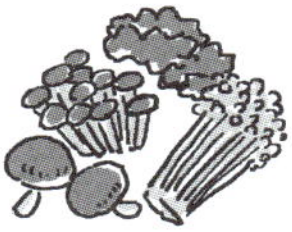

### きのこ類

腸内環境を整え、免疫ステムをサポート。
食物繊維が豊富

お米を食べる
ダイエットの
ルール
4

# 「PFCバランス」を2：2：6の割合にする

「バランスのよい食事をしましょうね」と言われたことがある人、あるいはこの言葉を聞いたことがある人は多いと思います。しかし「食事のバランス」とは、実際のところ何を意味しているのでしょうか？

その「バランス」を具体的に示す基準のひとつが「**PFCバランス**」です。

PFCバランスの「PFC」は、3大栄養素のそれぞれを英語で示したときの頭文字です。

Pはタンパク質（Protein）、Fは脂質（Fat）、Cは炭水化物（Carbohydrate）です。

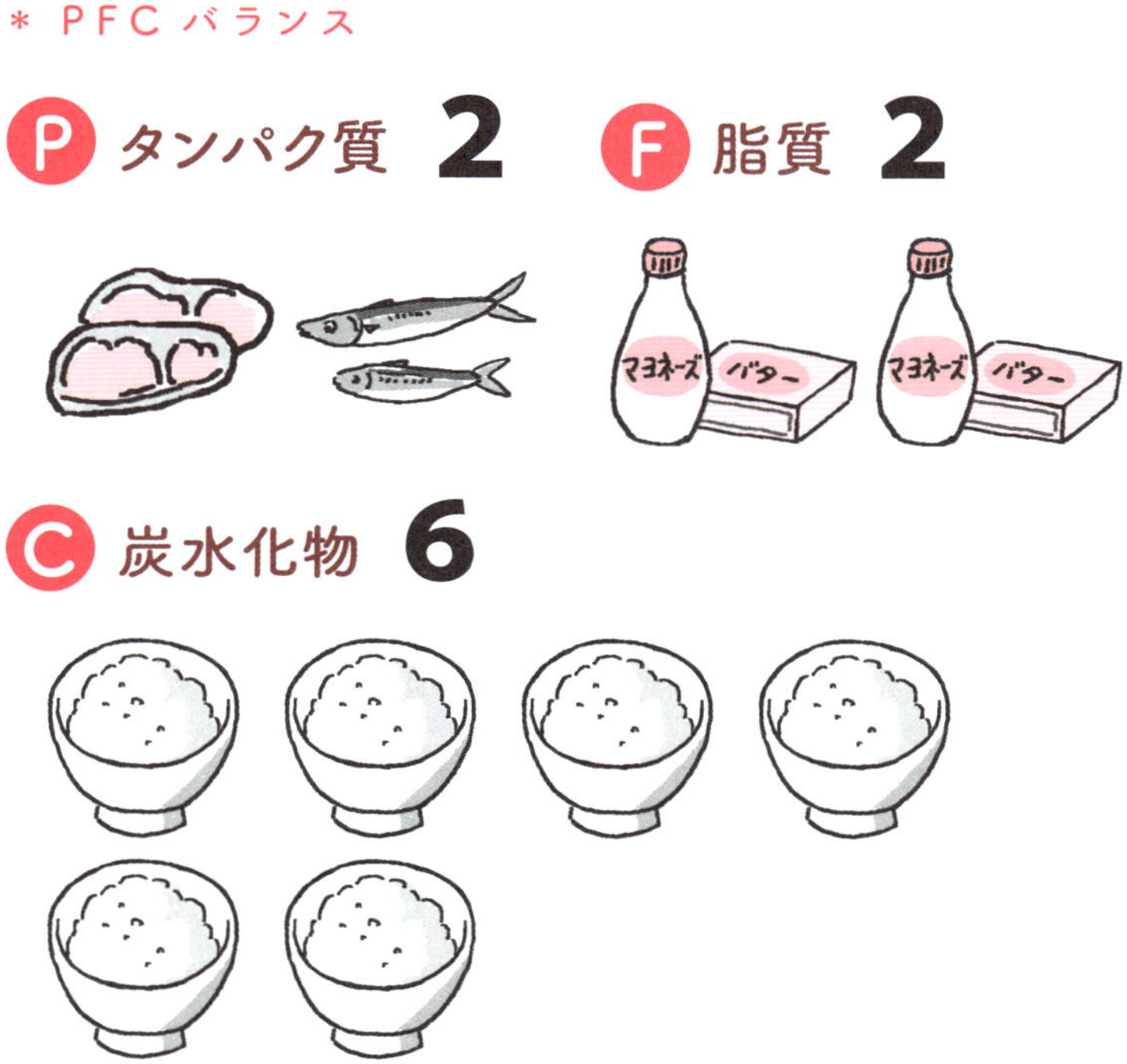
＊ PFC バランス
P タンパク質 2
F 脂質 2
マヨネーズ
バター
マヨネーズ
バター
C 炭水化物 6

自分に合ったＰＦＣバランスで食事ができるようになると、自然に体重や体脂肪が落ち、腸内環境が改善したり、内臓機能が向上したりするとされます。

一般的に、ベストな割合は「**P2：F2：C6**」とされています。

つまり、**タンパク質が2、脂質が2、炭水化物が6になる割合で食事を摂りましょう**、ということです。

厚生労働省の示している「日本人の食事摂取基準（２０２０年版）」でも、タンパク質13～20％、脂質20～30％、炭水化物50～65％の割合で食事をするのが理想的なバランスだとされていますから、ＰＦＣバランスと大きなズレはありません。

もちろん、ダイエット中にタンパク質が何グラム、脂質が何グラム、炭水化物が何グラムだから、今日のメニューの割合は……などと食事のたびにいちいち計算するのは面倒すぎます。

前項で示した**一汁三菜＋ごはん１膳の和食を基本にすると、自然と理想的なＰＦＣバランスに近い割合で食事ができますから、それでよしとする**のが私のおすすめです。

そのうえで、和食ではないメニューを食べたくなったときや、栄養バランスが気になったときにだけ、ゆる～くＰＦＣバランスを気にして食べる〝ざっくり対応〟で問題ないでしょう。毎日のことですから、あまり細かく神経質にルールを守ろうとすると続きません。

もし、性格的に細かくチェックするほうがやりやすいという場合は、ウェブ上で簡単に計算できるサイトや、スマホで無料で使えるアプリなどが多数ありますから、それらを利用してもいいでしょう。

あえて多少細かく気にしたほうがよい点を挙げれば、**ダイエットへの挑戦中には、タンパク質（P）の摂取割合には特に気を配りましょう。**

ダイエット中に筋肉量が減ると、基礎代謝量が減り、効果的なダイエットが不可能になるからです。

筋肉研究の第一人者であった東京大学の石井直方教授は、**1日に必要なタンパク質量の目安（グラム）は、体重（キログラム）×1〜1・5という計算で算出可能**だと提唱していました（筋肉づくりやアスリートの場合には、体重×1・5〜2）。

つまり、体重60キログラムであれば、60×1〜1・5＝60〜90グラムが1日の必要量の目安となります。

また、**1回の食事で身体が吸収できるタンパク質の量は、最大で20グラムまで**とされています。

## ＊いろいろな食品のタンパク質、脂質、炭水化物の含有量

| 【タンパク質の含有量】 | 【脂質の含有量】 |
|---|---|
| 鶏ささみ（1枚）） 8.0g | ブリ（100g） 18.0g |
| 鮭（1切れ） 18・9g | マグロ（100g） 1.2g |
| 納豆（1パック） 8.0g | サバ缶（水煮1缶） 22.6g |
| 木綿豆腐（半丁） 9.9g | アボカド（1個） 24g |
| 全卵（1個） 6.8g | 牛サーロイン（100g） 24g |
| 牛フィレ肉（100g） 20.5g | 【炭水化物の含有量】 |
| サバ缶（水煮1缶） 30.8g | 白米（100g） 77.1g |
| 鶏むね肉（100g） 25.0g | 玄米（100g） 73.8g |
| 鶏もも肉（100g） 22g | 食パン（6枚切りで1枚） 30.4g |
| 白米（100g） 6.1g | スパゲッティ（100g） 32.2g |
| 玄米（100g） 6.8g | コーンフレーク（100g） 83.6g |

文部科学省「日本食品標準成分表（八訂）」

これらの数字をざっくりと覚えておき、特にダイエットに挑戦中は、十分なタンパク質を摂取できているかを毎日気にするようにしましょう。

そうすると、基礎代謝量を高く維持でき、ダイエットに成功しやすくなります。

どの食材にどれくらいのタンパク質や脂質、炭水化物が含まれているのか、およその目安も上の表に掲載しておきます。

ちなみに食事のバランスを示す基準には、このほかにも厚生労働

省と農林水産省が共同で提唱するＳＶ（サービング）という単位によって、バランスを具体的に示した「**食事バランスガイド**」があり、比較的よく知られています。

ただ、少し複雑なため、個人的にはＰＦＣバランスのほうが使いやすいように思います。

一般的にも、筋トレを愛好する方々や、アスリートの方たちの間ではＰＦＣバランスが近年、急速に普及してきており、ダイエットにおいてもＰＦＣバランスのほうを使うことを個人的にはおすすめします。

**ここがポイント**

**「ＰＦＣバランス」に従い、タンパク質が2、脂質が2、炭水化物が6になる割合で食べるのが理想的。「食事バランスガイド」より使いやすい。**

## ＊実際に私が食べてやせた献立（3日分）

参考までに、私が「お米を食べるダイエット」をしていたときの3日間の実際の食事内容を、当時のメモや写真の記録をもとに紹介します。

朝食、昼食、夕食の配分も、「PFCバランス」もおおよその分量でよしとしていましたし、仕事の都合で3食食べられなかった日もあります。理想の配分にできなかったときは、1週間単位で調整していました。

たとえばある日に焼肉を食べて、脂質の摂取量が多かったかな、と感じたら、翌日は脂質が控えめなあっさり系の和食にするなどして調整したわけです。

あまり神経質にならずに、ゆるくやっていましたが、12ヶ月間で12キログラムの減量に成功しました。

ダイエット中、体重は1ヶ月に1キログラムずつゆっくり落ちていった計算です。

その後、8年間経っていますが、リバウンドもまったくしていません。

参考にしてください。

## 1日目

### 【朝ごはん】

・雑穀米
・ブリ大根
・山いもの短冊
・明太子
・卵焼き
・しいたけのみそ汁
（刻みネギ）

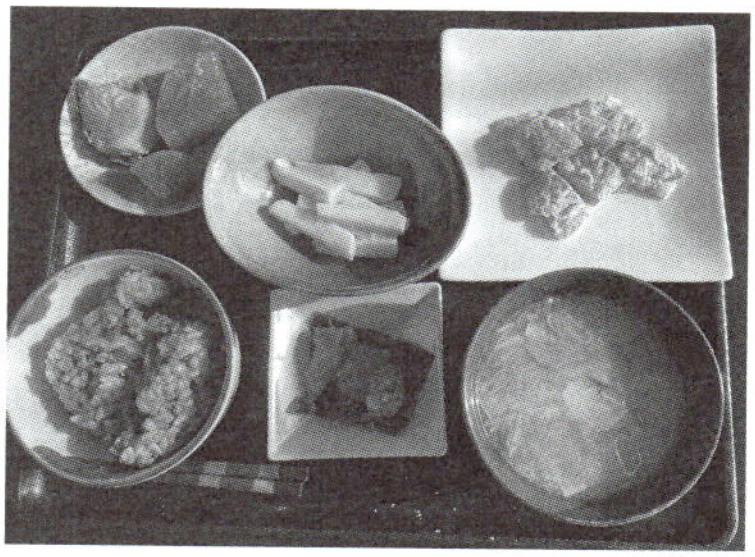

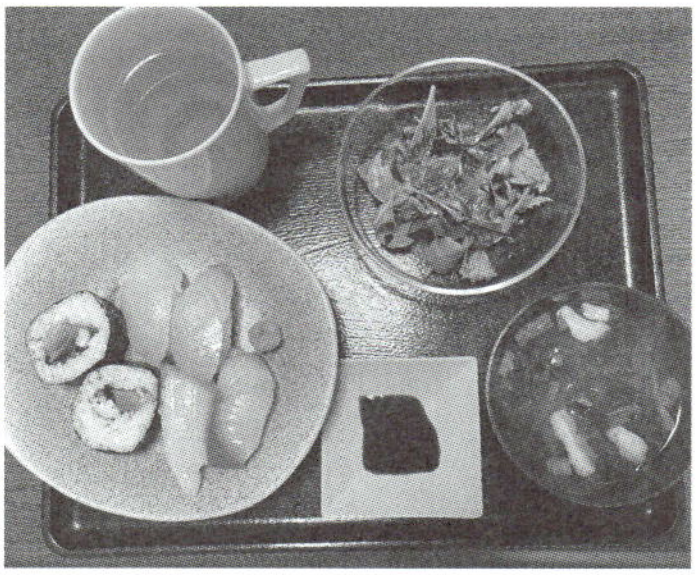

### 【昼ごはん】

・ブリのお寿司と
ブリの巻き寿司
・生野菜
・小松菜と油揚げのみそ汁
・緑茶

### 【夜ごはん】

・発芽米カレー
・プチトマトと
ゆでたブロッコリー
・野菜ジュース

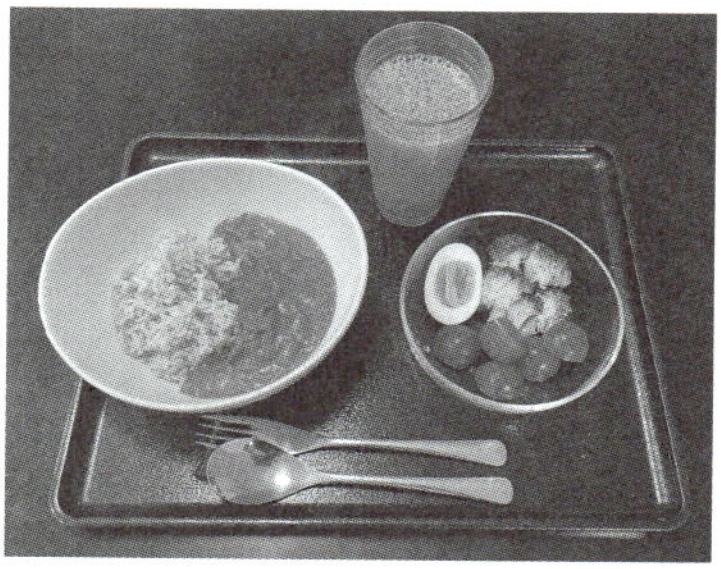

## 3日目

### 【朝ごはん】

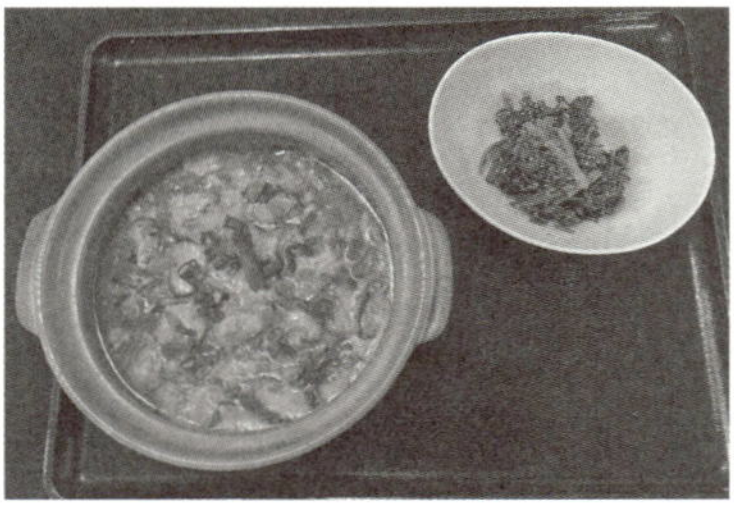

・牡蠣雑炊
（卵、ネギ、しいたけ）
・春菊のごま和え

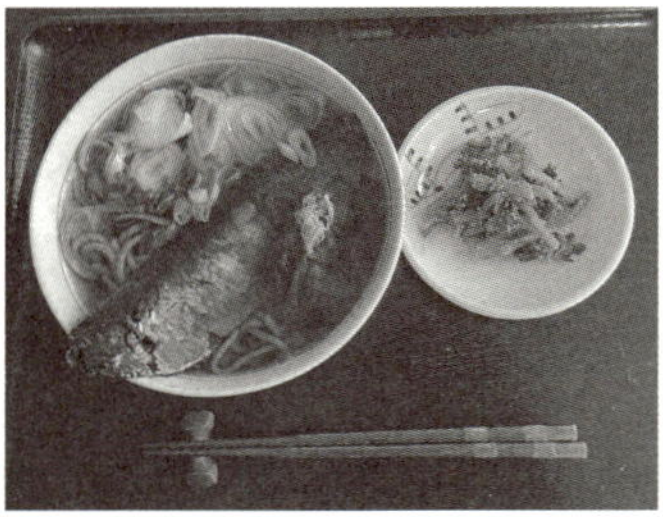

### 【昼ごはん】

・焼きサバととろろ昆布、
長ネギと小ネギの
おそば
・春菊のごま和え

### 【夜ごはん】

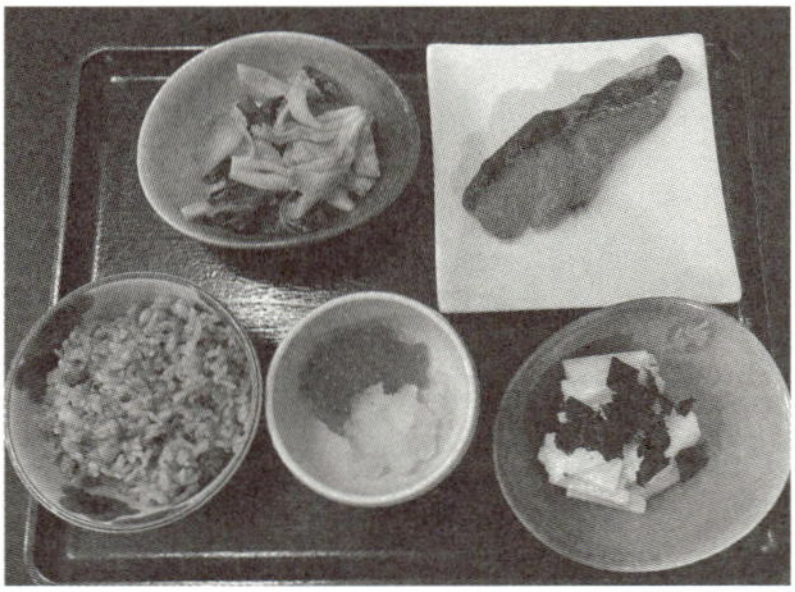

・雑穀米
・焼き鮭
・小松菜と舞茸と
油揚げの煮浸し
・山いもの海苔和え
・大根おろしの
イクラ添え

## 2日目

### 【朝ごはん】

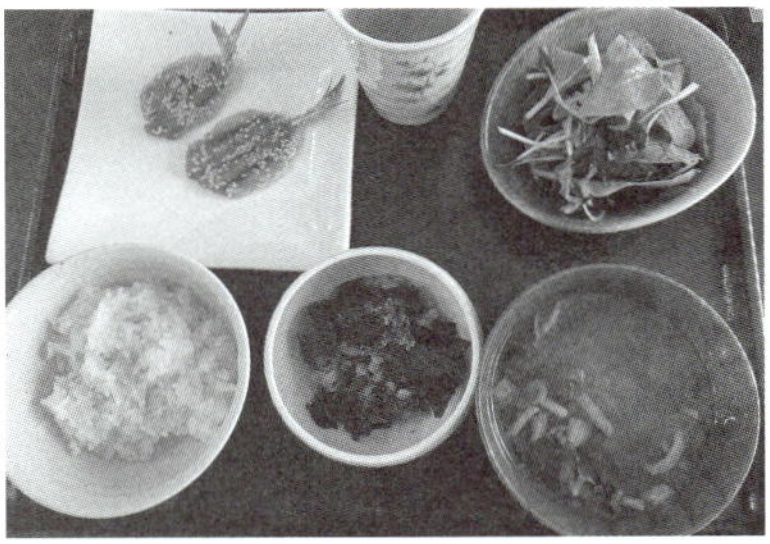

・ごはん
・シマアジの
　みりん干し焼き
・納豆（刻みネギ、海苔）
・生野菜
・なめことネギのみそ汁
・緑茶

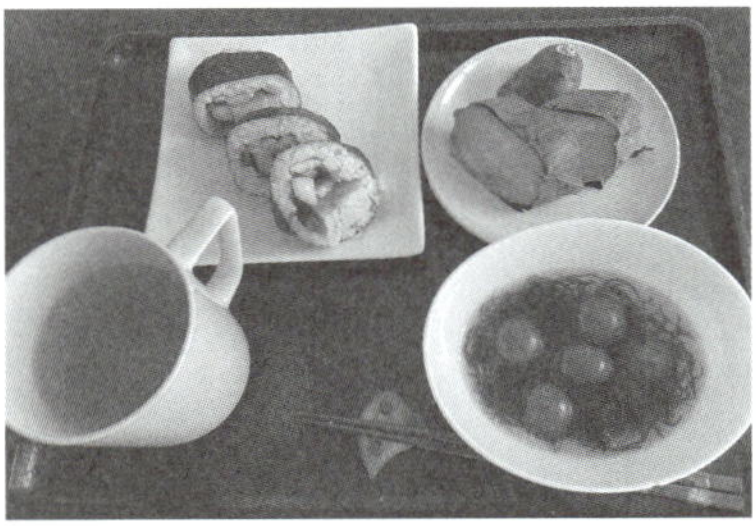

### 【昼ごはん】

・巻き寿司
・もずく酢とプチトマト
・焼きいも
・緑茶

### 【夜ごはん】

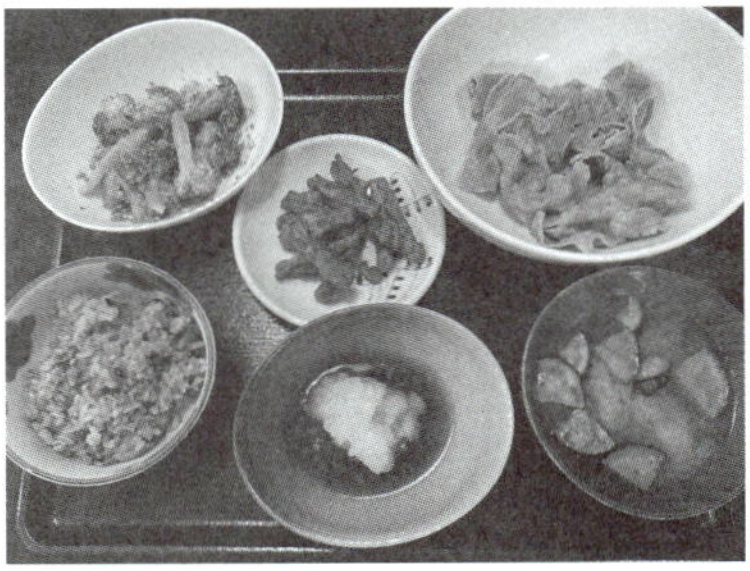

・雑穀米
・豚しゃぶの
　大根おろし添え
・ゴボウの素揚げ
・ブロッコリーの
　ごま和え
・なすのみそ汁

お米を食べるダイエットのルール

5

# 血糖値が急上昇しないように食べる

血糖値とは、血液中に含まれるブドウ糖（グルコース）の濃度のことです。

**ダイエット中はもちろんのこと、そうでないときでも、できるだけ血糖値が急上昇しないように食べる**ことを、食事どきの鉄則とすべきです。

理由を説明します。

たとえば、お腹が空いているときに砂糖を使ったスイーツなどを食べると、急激に血糖値が上がります。急激に血糖値が上がると、今度はその少しあと、血糖値が急激に下がります。

前述したように、こうして食後の血糖値が急上昇・急下降することを指して「血糖値スパイク」と言います。血糖値スパイクは全身の血管の内壁にダメージを与え、動脈硬化を促進し、心筋梗塞や脳血管疾患のリスクを高めます。

また、ダイエット中に血糖値スパイクが起こり、急激に血糖値が上がったあとに急激に下がると、無性にスイーツなどの糖質を食べたくなります。

このとき脳の満腹中枢は、次の食事まで時間があっても「お腹が空いているから、何か甘いものを食べなさい」と指令を出しています。こうなったら、どうにも我慢ができません。

我慢し切れずに甘いものなどを食べてしまうと、肥満の原因になるだけでなく、血糖値がまたまた急上昇して、その後に急下降するジェットコースターのようなアップダウンを繰り返します。

こうなれば、前にも述べたようにインスリンの機能やすい臓に負担がかかり、悪循環へと陥ってダイエットどころではなくなります。

糖尿病やその予備軍でなくても、**日ごろから、血糖値をできるだけ急上昇させない食べ方を習慣にすることが大切**です。

具体的には、次の3つのポイントを守りつつ食べるようにしましょう。

## ❶「1日3食」を規則的に

血糖値を急上昇させないためには、**朝食、昼食、夕食と、1日3食を規則的に食べる**ことが基本となります。

**食事と食事の間隔が空くと、食後の血糖値が上がりやすく、食後高血糖につながりやすい**との報告がなされているためです。

1日に3食を食べられていても、たとえば昼食と夕食の間が9時間も10時間も離れていると、久しぶりに食べたあとの血糖値が急上昇しやすいと言えます。

前述したように夕食を「分食」にするなどして、食事の間隔を空けすぎないよう意識する必要もあるでしょう。

## ❷食物繊維の多い食材やネバネバ食品から食べる

その日の献立のなかでも、煮物やサラダ、具だくさんのみそ汁など、**食物繊維が豊富に含まれているメニューから食べる**ことを意識してください。

食物繊維には、腸での糖分の吸収をゆるやかにする効果があるほか、胃のなかに先にこれらの食品を入れることで、空腹感を軽減する効果があります。

空腹感がある状態でいきなりごはんなどの主食に手をつけると、空腹を解消しようと一気に掻き込んでしまい、血糖値の急上昇につながりやすくなります。**先に食物繊維の多い食品を食べることで、こうした状況の発生を防ぐ**というわけです。

また、納豆やオクラなどのネバネバ食品は、ネバネバ成分が糖を包み込んで血糖値の上昇を抑える働きがあります。

**副菜**（サラダ、煮物・ネバネバ食品など）**や汁物**

↓

**主菜**（肉料理、魚料理）

↓

**ごはんなどの炭水化物**（主食）

大体でいいので、このような順番で食べるようにすると、食後の血糖値の急上昇を抑える効果が見込めます。

### ❸ 食事の30分前に乳製品を摂る

食事の30分前に牛乳やヨーグルト（無糖）などの乳製品を少し摂ることで、胃の内側に牛乳由来のタンパク質の膜ができます。

この膜には胃壁を保護する働きがあるとともに、消化のペースをゆるやかにする効果があるので、血糖値の急上昇を抑えられます。

ただし、加糖の商品だと食事の前から血糖値が上がりかねませんし、お腹が膨れて食事のリズムを壊してしまうことがありますから、食事の前に摂る乳製品は無糖のものに限るようにしてください。

### ❹ ひと口最低20回は噛む

よく噛んでゆっくり食べることでも、血糖値の上昇はゆるやかになります。

また、よく噛むことで消化がよくなり、食事の満足感も得やすくなります。

**ひと口あたり最低20回程度は噛む習慣をつければ、早食いや食べすぎの防止にもなる**ので、ダイエット中は特に意識して噛んでみてください。

こうした「血糖値を急上昇させない食べ方」が本当に効くかどうか、12日間にわたってほぼ24時間、血糖値を自動的に測定できるリブレという機械を装着して、実際に自分で確認してみました（装着し忘れて記録が途切れている時間帯が2回ありますが）。

ここまでに紹介した食べる順番や食事回数、乳製品の事前摂取などに関するルールの実践を、可能な範囲で心がけながら食事し、その結果をグラフに示したものが次ページの見開きの図です。

この12日間には、飲酒を伴う会食もありましたし、外食もそれなりにしています。毎回の食事でごはんをしっかり食べていますが、血糖値がおおよそは正常範囲に収まっているのを確認していただけるでしょう。

なお、血糖値の正常範囲は空腹時に70～110ミリグラム／デシリットル、食後で100～140ミリグラム／デシリットルとされています。グラフ中では、オレンジ色の網かけで表現しています。

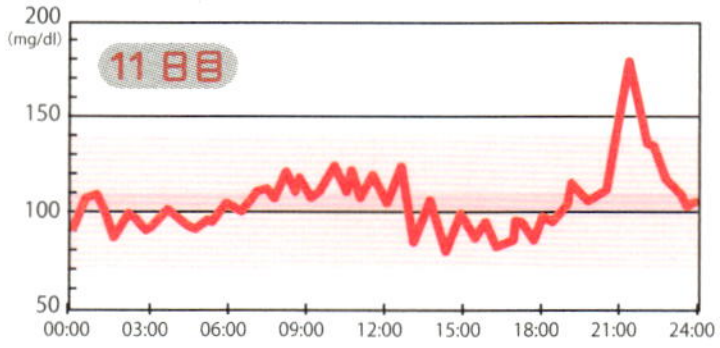


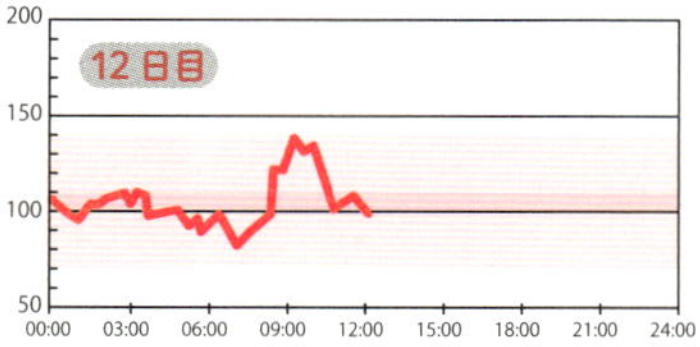


食事の内容やタイミングによっては、少々正常範囲をオーバーしているところもありますが、これくらいならば許容範囲内でしょう。

ちなみにこの測定期間中も、軽い運動は週に2～3回していました。

**ここがポイント**

**血糖値が急上昇するような食べ方は糖尿病への最短ルート。低血糖になるタイミングで甘いものを食べたくなるので、太りやすくもなる。いくつかの点に気をつけて、血糖値の急上昇を確実に防ごう。**

## ＊ 12日間の血糖値、24時間推移

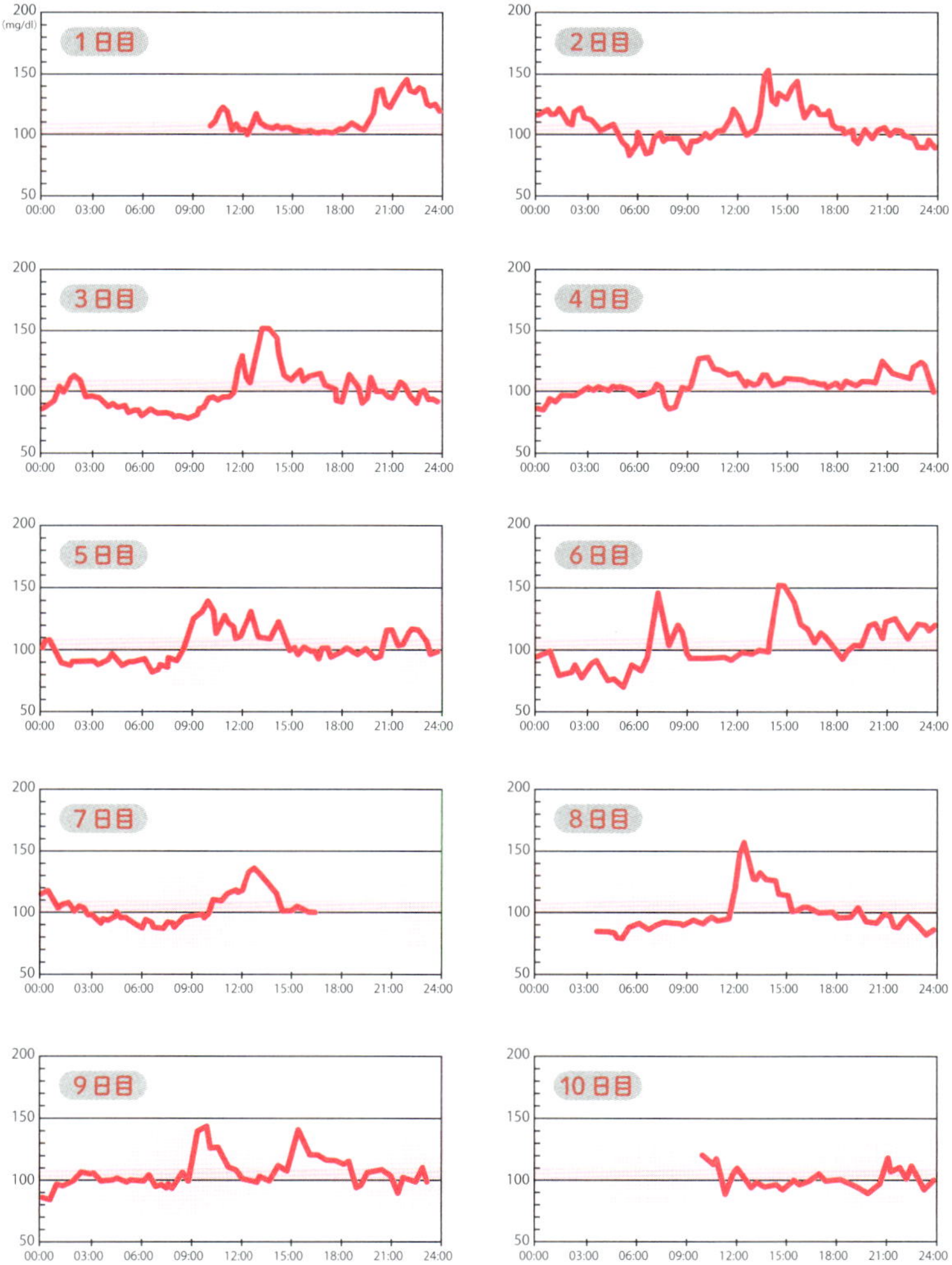

お米を食べるダイエットのルール 6

# 中毒性のある「超加工食品」や「ジャンクフード」はできる限り食べない

近年、アメリカでは「**食物依存症**」が問題になっています。

２００８年にプリンストン大学のアヴェーナ博士らのチームによって、砂糖の多い高カロリー食品には依存性がある可能性が高いことが報告されました。

さらに、塩分や食品添加物を含む食品の依存性も問題視されています。

「食物依存症」は、アルコール依存や薬物依存と同じ生物学的反応によって引き起こされます。

たとえば砂糖が体内に入ってくると、脳内でドーパミンなどの神経伝達物質が分泌されて幸福感を感じます。そして、「もっと食べたい」と思います。

これ自体はふつうの反応ですが、その頻度が多すぎたり、刺激の程度が強すぎたりする状態が長く続くと、「もっと甘いものを食べたい。もっと、もっと、もっと！」となってしまい、依存状態や中毒状態へと陥ってしまうのです。

私たちが食べ物を食べてエネルギーを取り込む際、その調節に重要な役割を果たしている神経系を「**脳の報酬系**」と言います。これは「**快楽中枢**」とも呼ばれ、自分へのご褒美を与える神経系です。

世界の食品メーカーは、この「脳の報酬系」の反応を利用して商品開発を行っています。恐ろしいことに、多数の被験者の脳波を調査して、脳の報酬系の興奮が最大限になるように砂糖や脂質、塩分の量を調節することもあるそうです。

結果として、高砂糖・高脂質・高塩分の商品が生まれます。これらは「**超加工食品**」とか「**ジャンクフード**」などと呼ばれる食品群です。

ジャンクとは「ガラクタ」を意味しますから、ジャンクフードとは「栄養のないガラクタの食べ物」ということです。

２０１５年にミシガン大学の研究者らが発表した「中毒になりやすい食べ物トップ10」というランキングがありますので紹介しましょう。順位は左のとおりです。

## ＊中毒になりやすい食べ物トップ10

1位 ピザ
2位 チョコレート
3位 ポテトチップス
4位 クッキー
5位 アイスクリーム
6位 フライドポテト
7位 チーズバーガー
8位 炭酸飲料
9位 コーラ
10位 チーズ

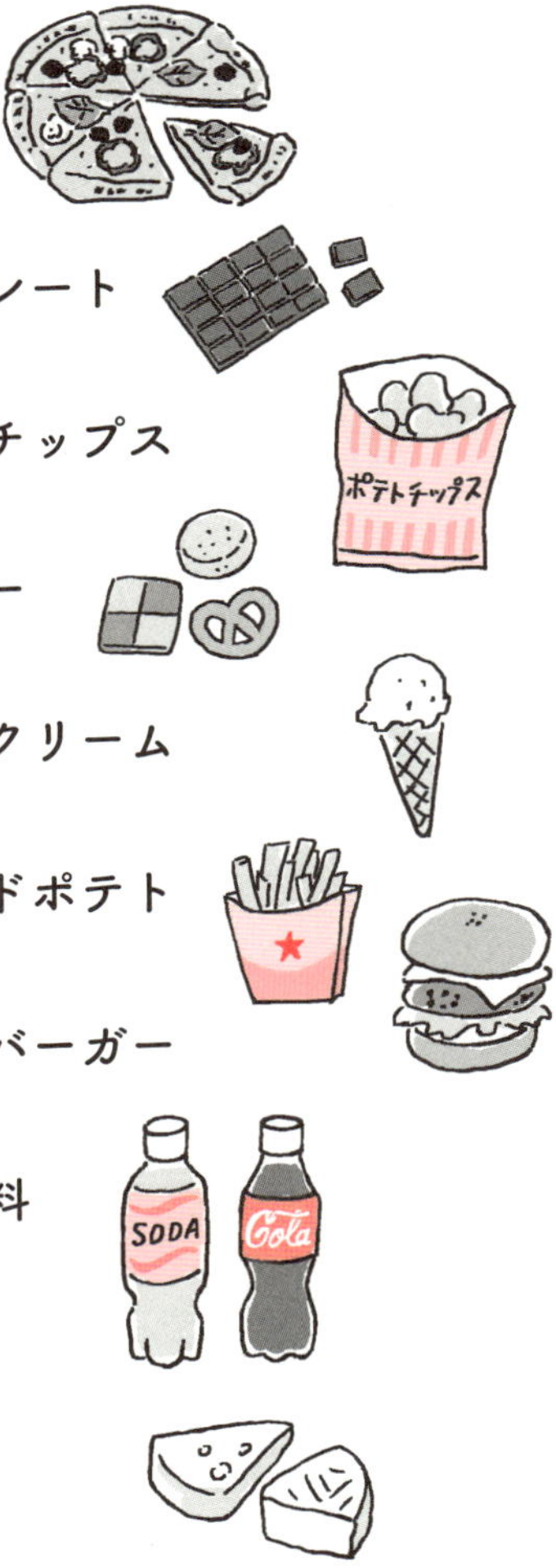

これらの食品は、いずれも高砂糖・高脂質・高塩分で、食べると脳の報酬系が興奮状態になる「超加工食品」です。

興奮した脳の報酬系によって依存性や中毒性を生じやすく、すぐに再度食べたくなるので、**ダイエットには不向きな食品**だということは言うまでもありません。

また「超加工食品」の有害性は、多数の研究によって科学的に裏づけされています。

一例を挙げると、２０１８年に発表されたフランスの研究では「ジャンクフードと発がんリスク」に関して、10年間にわたり10万４９８０人を対象に追跡調査をしています。その結果、**超加工食品の摂取が10％増えるごとに、死亡率が12％上がる**ことが判明したとのこと。悪影響が非常に大きいことがわかる数字です。

実際、一度「超加工食品」や「ジャンクフード」の味を知ってしまうと、それらの食品の摂取をやめることには、かなりの困難を伴います。

しかし、やめる方法がないわけではありません。

これらの「超加工食品」を食べることをやめるには、まずは**その食品の成り立ち**

**（どのようなもので、どのようにつくられているか）や、その危険性を正しく知る**ことが役立ちます。

最近ではこれらの食品の危険性を知らせる動画やネット上の文字情報がたくさんありますから、そうしたものをいくつかチェックして、まずはその危険性を知識として認識するのです。

ただしネット上の情報には、注意して接しないと、かえってそれらのジャンクフードを食べたくなるものもたくさんあるので気をつけてください。

そして、**食べ物に関する自分の考え方を見直してみる**ことも重要だと思います。

私が「お米を食べるダイエット」を始めたときも、食べ物に対する自分の考えを変えようと決意し、次の３つをキッパリとやめました。

**①ポテトチップスなどのスナック菓子**
**②夜食のカップラーメン**
**③ウィンナーパンなどの惣菜パン**

正直これらの食品が大好きだったので、食べるのをやめて最初のうちは、食べたくて仕方がなくなるときもありました。しかし、事前の情報収集で「この飢餓感は、まさに食物依存症の症状だな」と認識できたことで、きれいにやめることができました。いまでは、自分がこのような「超加工食品」をほぼ毎日食べていたことが信じられないくらいです。

健康的なダイエットのためには、「超加工食品」や「ジャンクフード」への依存を断ち切ることも、とても重要なことです。

もし、これらの食品を食べることをスムーズにやめられないときには、**食べること以外の楽しみやストレスの解消法（運動、音楽、入浴など）を見つけることが、有効な対策となる**でしょう。

ここがポイント

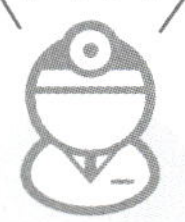

ジャンクフードや超加工食品には中毒性・依存性があるので、危険性を知ったうえできっぱりとやめよう。

## 【おすすめの中華料理メニュー】

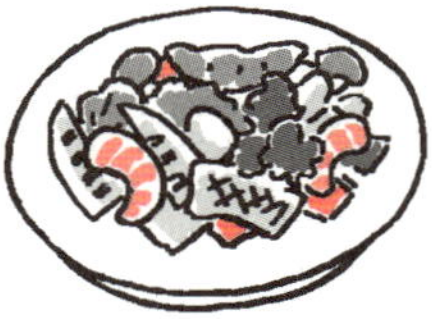

八宝菜

麻婆《マーボー》豆腐

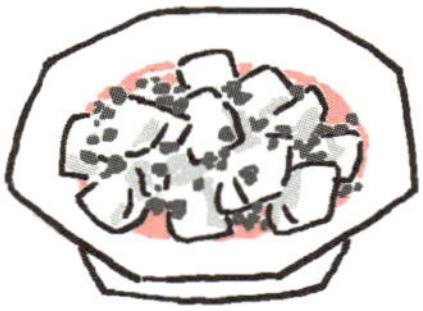

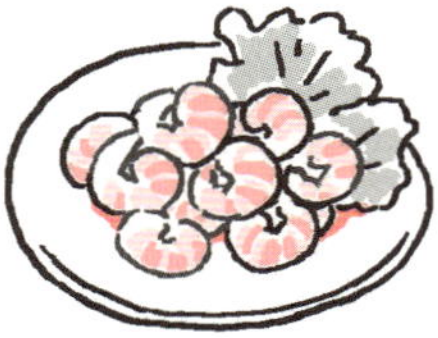

エビチリ

「**酢豚**」「**青椒肉絲《チンジャオロース》**」「**回鍋肉《ホイコーロー》**」「**麻婆春雨**」「**空芯菜炒め**」「**中華スープ**」「**中華サラダ**」なども推奨できます。

## 【おすすめのタイ料理メニュー】

トムヤムクン

レッドカレー

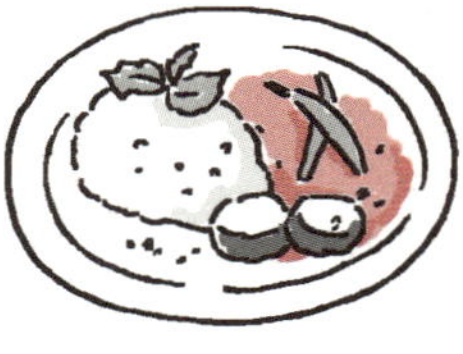

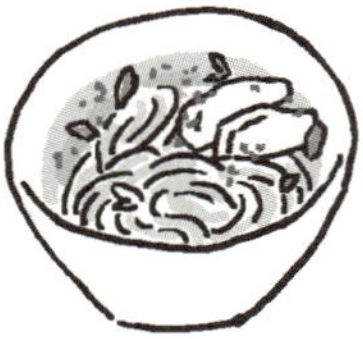

各種フォー

「**グリーンカレー**」「**ガパオライス**」「**ヤム・プラームック**（イカのサラダ)」「**ベトナム風サラダ**」なども推奨します。

## 外食するとき＆和食以外が食べたくなったときのおすすめメニュー

ダイエット中に外食するときや、和食以外が食べたくなったときには、ここに挙げたメニューから選ぶと比較的PFCバランスがよく、血糖値の急上昇なども抑えられるでしょう。

### 【おすすめのイタリア料理メニュー】

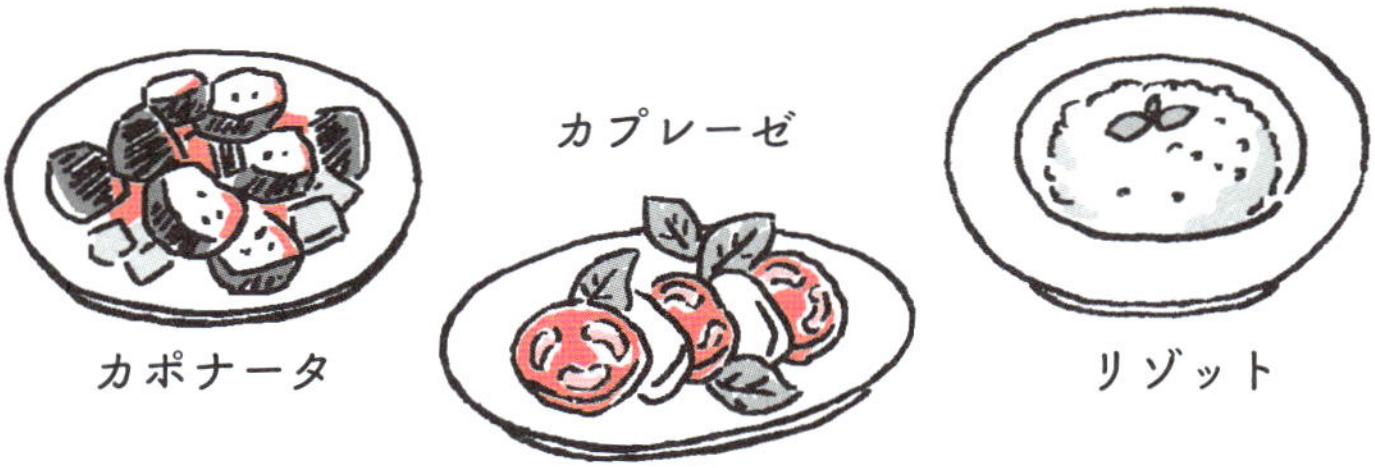
カポナータ
カプレーゼ
リゾット

「**インボルティーニ**」や「**各種サラダ**」なども推奨します。

### 【おすすめの地中海料理メニュー】

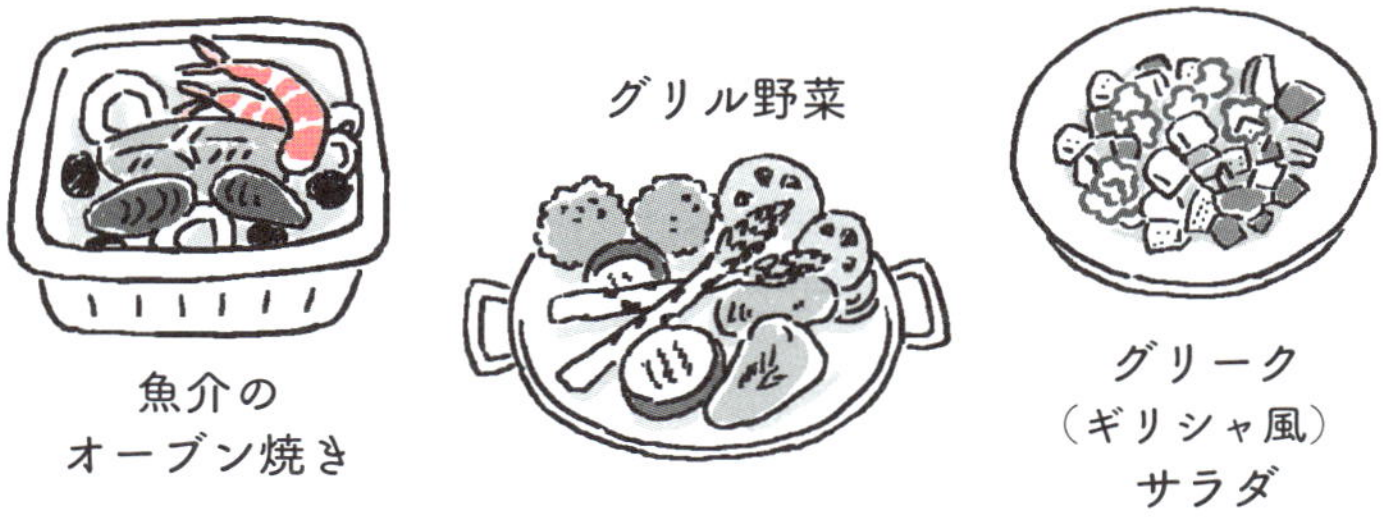
魚介の
オーブン焼き
グリル野菜
グリーク
（ギリシャ風）
サラダ

「**魚介のマリネ**」なども推奨できます。

## 【おすすめできる和食の外食メニュー】

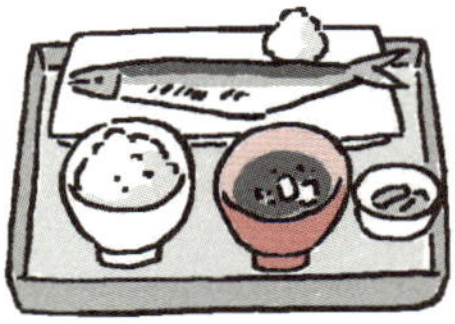

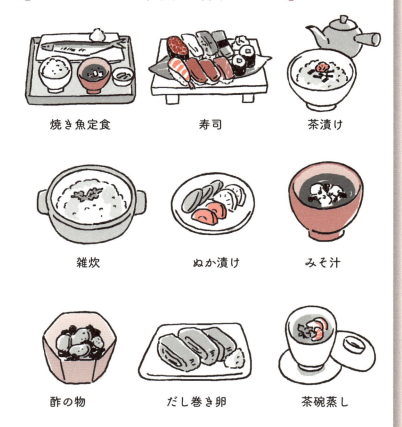

焼き魚定食

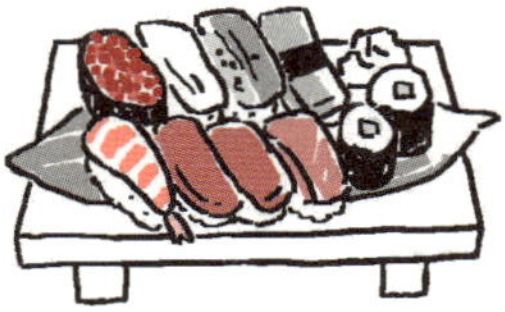

寿司

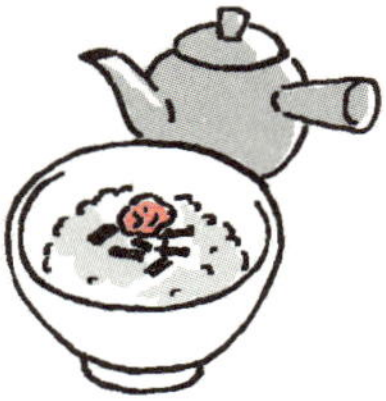

茶漬け

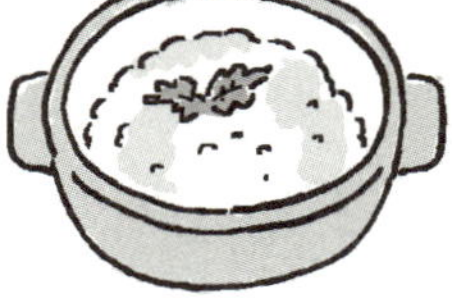

雑炊

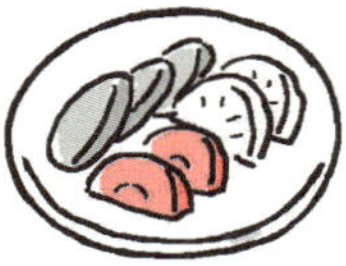

ぬか漬け

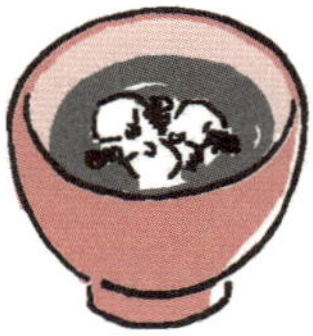

みそ汁

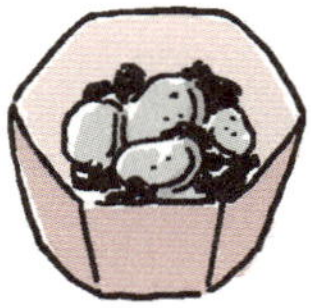

酢の物

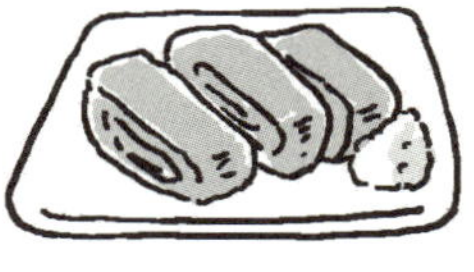

だし巻き卵

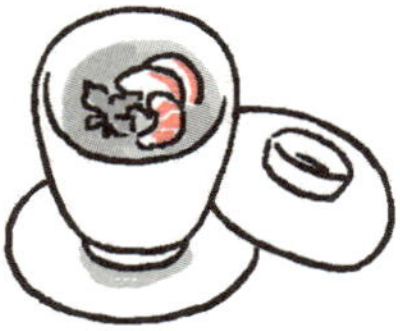

茶碗蒸し

「**煮魚定食**」「**刺身定食**」「**海鮮丼**」「**納豆**」「**青菜のおひたし**」「**焼き鳥**」「**湯豆腐**」「**しゃぶしゃぶ**」「**寄せ鍋**」なども推奨できます。

## 【おすすめの韓国料理メニュー】

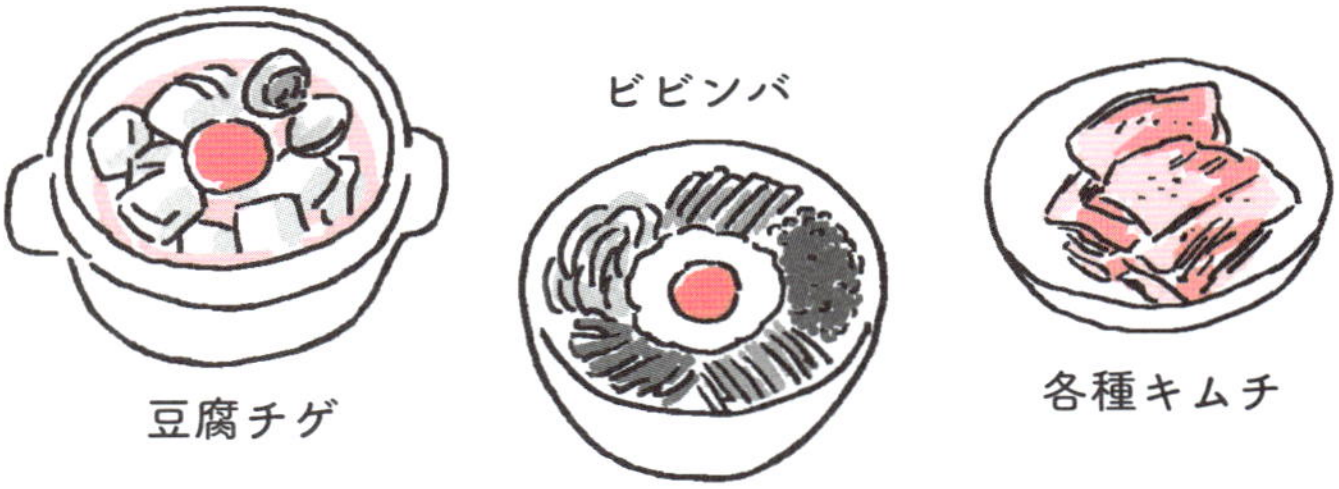


「**サムゲタン**」「**タラのスープ**」なども推奨します。

## 【おすすめの焼肉メニュー】

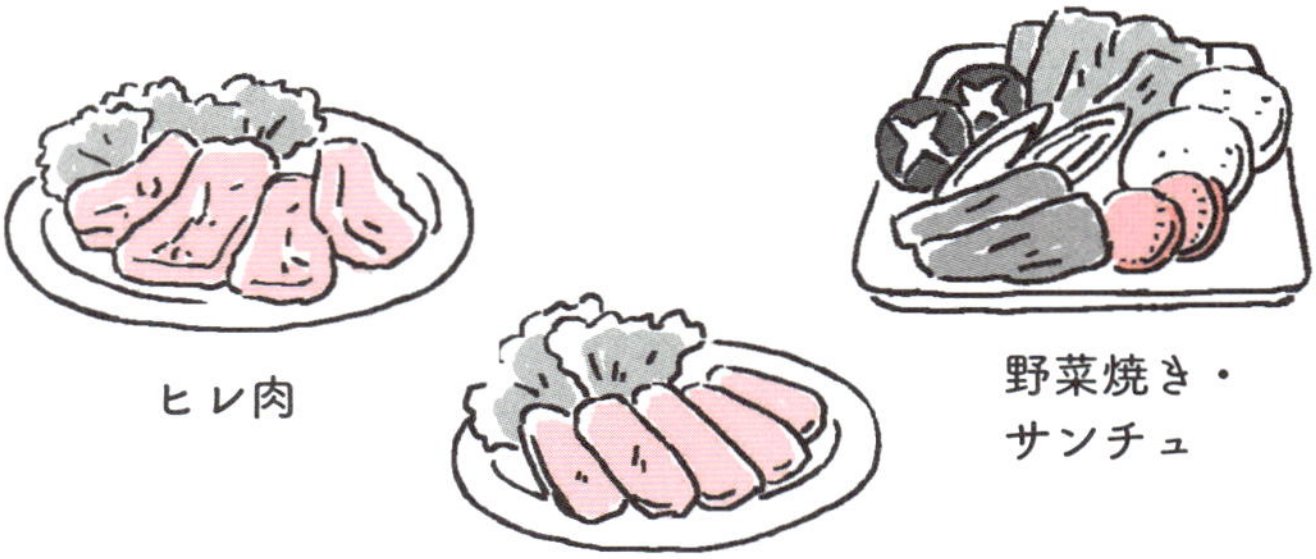


焼き肉では、ヒレ肉や鶏むね肉などの低脂肪なお肉や野菜を食べることを意識しましょう。また、ダイエット中は甘辛いたれよりも、塩やゆず胡椒などを薬味にして食べるのがおすすめです。

# 無理に玄米にこだわらなくていい

「ごはんを食べるダイエット」の主役はお米ですが、お米には玄米のままで食べる方法と、白米に精米して食べる方法の2つがあります。

収穫されたお米から、食べられないもみ殻をとっただけのものが玄米。

そこからさらに、雑味のある糠《ぬか》や胚芽の層を削ったものが白米（あるいは「うるち米」）です。

栄養素の量や種類だけで言えば玄米のほうが多いためか、「白米よりも、玄米で食べたほうがいいですよね？」とよく聞かれるのですが、私は、**無理に玄米にこだわる必要はない**と思っています。

玄米に含まれる栄養素の種類や量が多いのはそのとおりですが、**フィチン酸という反栄養素も含まれている**ところが気になります。

「反栄養素」とは、身体に必要な栄養素の吸収を阻害してしまう栄養素のことです。

また、玄米の糠の部分には、**農薬の成分が残っている危険性**が指摘されることもあります。

各種の規制により、一定の安全性が確保されているとは思いますが、個人的には少し気になります。

そのため、**玄米を食べるのであれば、有機無農薬で生産された玄米や、きちんと残留農薬検査をしている玄米などを選んだうえで、フィチン酸が約半分に減る発芽玄米の形で食べたい**と私は感じます。

ただ、そこまでこだわると、どうしてもふつうの白米よりも高価になります。

食べ慣れないと雑味や特有の香りを感じることもありますから、個人的には毎食、玄米にする必要性は薄いだろうと考えています。

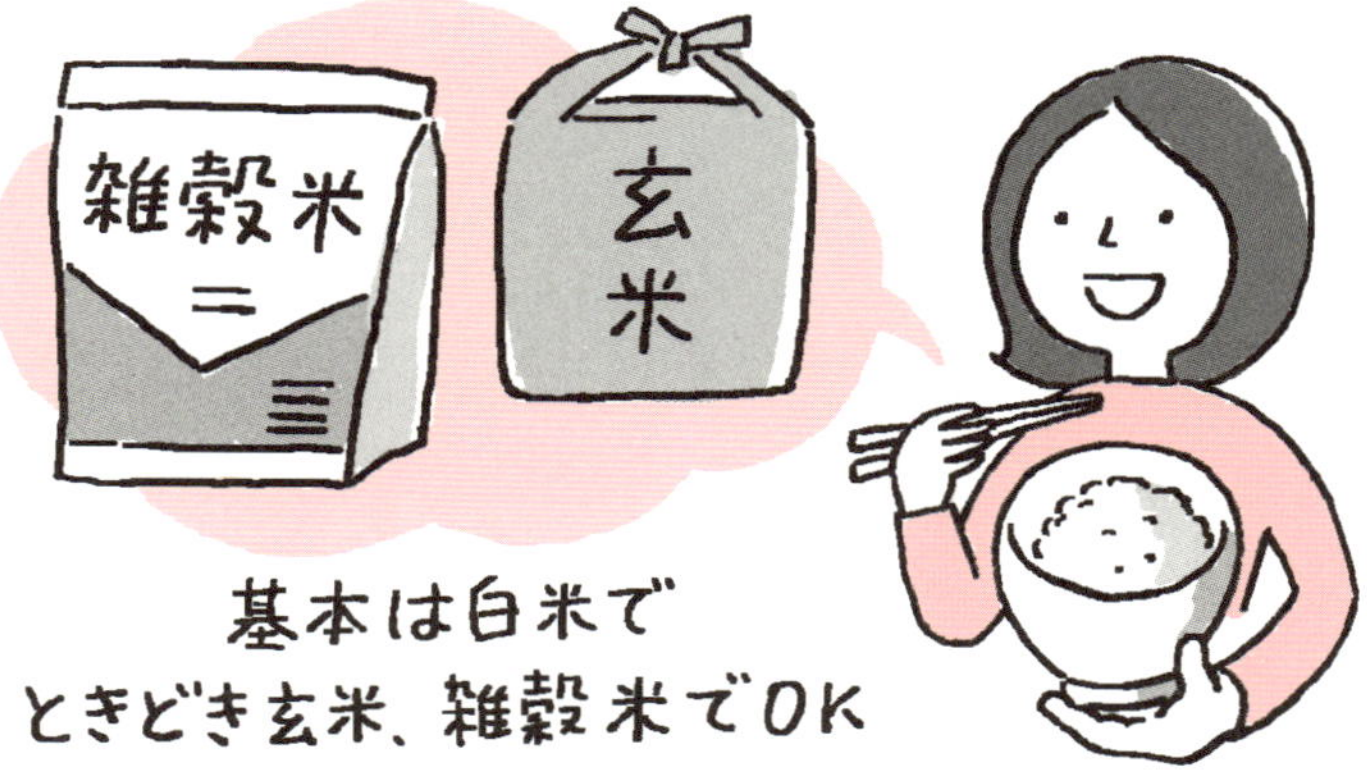
雑穀米
玄米
基本は白米で
ときどき玄米、雑穀米でOK

一方、白米には反栄養素は含まれていませんし、食味もさっぱりしていて万人受けします。価格も安いです。

白米のごはんをふつうに毎食食べることでもダイエット効果は見込めますし、それでまったく問題ありません。

あえて言えば、キビ・アワ・ヒエ、アマランサス、キヌア、大麦などの雑穀を少し加えた**雑穀米にすれば、追加でさまざまな栄養素を摂取できて健康的**でしょう。目先の食味も変えられます。

あまり細かく考えず、基本は白米で、気が向いたときには雑穀米や発芽玄米に変えてみる、というくらいのゆるいスタイルが続けやすいのではないでしょうか。

**ここがポイント**

**玄米にこだわる必要はない。白米でＯＫ。目先を変えたければ雑穀米のほうがおすすめ。**

# 第4章

# 実は、睡眠不足は肥満の大敵です

# 睡眠不足はどんどん太る

２０２１年、ＯＥＣＤ（経済協力開発機構）が行った国別平均睡眠時間の調査結果が発表され、33ヶ国中、日本は最下位でした。

また２０２３年に行われた世界睡眠調査でも、日本人の平均睡眠時間は約６時間30分で、先進国のなかで最下位でした。

さらに、世界累計２０００万ダウンロードを達成したスマホ用睡眠ゲームアプリ「ポケモンスリープ」のユーザーを対象とした国別平均睡眠時間の調査でも、日本は６時間38分で最下位という結果になりました。

調査によって睡眠時間に差はありますが、総じて**日本は世界でもっとも睡眠時間が**

**短い「睡眠不足大国」**ということになります。

こうした睡眠不足による経済損失は、なんと18兆円にのぼるという試算もあります。

睡眠研究の世界的権威で、前述の「ポケモンスリープ」の監修者でもある筑波大学国際総合睡眠医科学研究機構長の柳沢正史教授は、日本人は眠りに無頓着で「睡眠を重視していない」と、あるインタビュー記事のなかで述べています。

さらに柳沢教授は、日本人の睡眠不足が子供の頃からからすでに始まっていて、小学校高学年や中高生では、睡眠の不足がより深刻である可能性を各メディアで指摘しています。

私も医者として多くの患者さんを診てきましたが、**その大半の方が明らかに睡眠不足でした**。

日本には「寝る間も惜しんで仕事をすることが美徳」とされる文化がいまだ根づいていて、「睡眠よりも仕事を優先するのが当たり前」という意識が強い人が多いことを痛感します。このような意識を変えていかないと、ダイエットの成功や真の意味での健康を手にすることは難しいと思います。

なぜなら、**睡眠不足を続けていると確実に太る**からです。

また、パフォーマンスや集中力、記憶力の低下など、たくさんの弊害をもたらすこともよく知られています。

アルツハイマー型認知症の原因となるアミロイドβ《ベータ》タンパクの脳内での蓄積も促進し、認知症の発症リスクを2倍程度高めるとする研究もあります。

睡眠不足が肥満を呼び込むというつながりは、あまり知られていないことかもしれませんが、理由を知れば当たり前のことだと理解できるでしょう。

食欲をコントロールする2種類のホルモンがあります。

グレリンとレプチンです。

睡眠が不足すると、食欲を増進させるホルモンである「グレリン」の分泌量が増加し、同時に食欲を抑制するホルモンである「レプチン」の分泌量が低下します。

つまり**睡眠不足の状態では、2つのホルモンの分泌量の変化により、食欲を抑制す**

**る力が減少し、食事量が増えます**。その結果、太ってしまうというわけです。

また、体内に「グレリン」が増えると、こってりしたラーメンやポテトチップス、ケーキやクッキーなどの高脂肪の食べ物を欲するようになります。

2004年にアメリカのスタンフォード大学が行った研究調査があります。

この研究では、**睡眠時間と食欲との間に一定の相関関係がある**ことが示されました。

8時間睡眠の人と5時間睡眠の人を比べると、5時間睡眠で睡眠不足状態にある人では、食欲を増進させるホルモン「グレリン」の分泌量が8時間睡眠の人よりも約15％多く、食欲を抑制するホルモン「レプチン」の分泌量も約15％低かったとのことです。

こうしたホルモンの分泌量の変化が起こるのは、睡眠時間が短くなると起きている時間が長くなるので、「グレリン」を増やして「レプチン」を減らし、私たちに食べ物を食べさせて、増えた活動時間に必要なエネルギーを確保しようとする身体の働きがあるためではないか、と考えられています。

さらに、2005年にはアメリカのコロンビア大学が、32～59歳の男女約8000人を対象に研究調査を行いました。

平均睡眠時間が7～9時間の人と、4時間以下の睡眠不足の人を比較したのですが、**睡眠不足の人の肥満率は、十分に眠っている人に比べて平均でなんと73%も高かった**のです。

ちなみに、同じ調査では5時間睡眠の人の肥満率も、7～9時間睡眠の人に比べて約50%高いことがわかっています。

睡眠不足になると、昼間眠くなって日中の活動意欲が低下します。

その結果、動作が緩慢になったり、ルーティンのトレーニングをサボったりと、どうしても活動量が減り、消費カロリーも減りがちです。

しかし「グレリン」のせいで食欲は増しているので、「たくさん食べて、動かない」状態になりやすく、肥満に向けた負のスパイラルに陥りかねません。

**ダイエットには睡眠不足は大敵。**食事面での「お米を食べるダイエット」の効果を帳消しにしないためにも、読者のみなさんには、上質な睡眠をとることにも気を配ってほしいと思います。

この章では、医者としての視点から、よりよい睡眠ためのアドバイスをいくつかお伝えします。簡単にできることや、自分に合っていると思うことから生活に取り入れてみてください。

**自分の睡眠が何によって悪くなっているのかを見つけ、それを排除していくことがよい睡眠への近道**です。

私たち自身が行動を変えなければ、何も変わりません。たとえほんの少しの変化でも、それが自分の身体に与えるよい影響を感じられれば、その後の行動変容は自然に起こり、生活の質は向上していくものです。

少しずつでも、睡眠の改善に取り組んでいきましょう。

**ここがポイント**

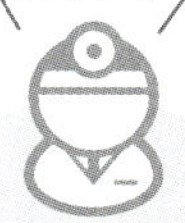

**日本人は、平均すると世界最悪レベルの睡眠不足。睡眠が不足すると、食欲に関係するホルモンのバランスが崩れ、太りやすくなることをしっかり認識しよう。**

よりよい眠りのためのアドバイス

1

# まずは量！　質より量を確保する

睡眠に関する悩みを持つ患者さんたちに、私がまずお伝えするのは、「**睡眠の質よりも、量を確保してください**」ということです。

なぜなら、患者さんの多くがすでに睡眠不足の状態にあるからです。

この章の冒頭でもデータを示したとおり、日本人は世界でもトップクラスに睡眠が足りていません。

前述の筑波大学国際総合睡眠研究機構長の柳沢教授も、「世界一寝不足の日本人は、まずは睡眠の質より量。質の話は、量が確保されてからです」という趣旨の発言を、出演されたテレビ番組やインタビュー記事のなかで繰り返しています。

私も、まったく同感です。

私自身、クリニックで診療したり、講演活動をしたり、本を執筆したり、トライアスロンの大会に出たりと、日々かなり忙しく活動しているのですが、その様子を見て、「先生は、いつ寝ているんですか？」

「寝る時間をどうやって確保しているんですか？」

とよく聞かれます。

答えは簡単で、**最優先で睡眠時間を確保してから、そのほかの予定を入れるようにしているだけ**です。１日あたり、最低でも7時間の睡眠時間を確保するようにしています。

みなさんにも、同じようにすることをおすすめします。


日本にはまだ、睡眠時間を削って仕事をすることが美徳とされる風潮がありますが、これはもう時代遅れの考え方でナンセンスです。

仕事の成果を上げたいなら、まずは「よく眠る」ことが効果的であり、逆に睡眠不足では効率が落ちることが科学的に証明されています。

たとえば2023年の筑波大学体育系の武田文教授らが行った調査によれば、日本の企業従業員（1万2476人、21～69歳）の各種データを横断的に分析した結果、**男女ともに仕事のパフォーマンスにもっとも悪影響を与える生活習慣は、睡眠の不足である**ことが示されたそうです。

ちなみに、睡眠不足に次いで悪影響を与えるのは運動習慣の欠如で、さらに次いで就寝前の食事（夜食）の習慣だったそうです。

2008年に発表された東京都立大学の瀬尾明彦教授らによる研究でも、**短期間の睡眠（3時間）しかしていない人では、その翌日に、より長い睡眠（6時間）をとった人に比べて知覚機能、思考機能、記憶機能に終日、悪影響が生じる**ことを確認しています。

主観的な負担感、つまりは「しんどい」とか「眠い」などと感じる度合いも、当然ながら短時間睡眠の人のほうが大きかったそうです。

同様の調査はたくさんあり、睡眠不足が私たちの日々のパフォーマンスにも悪影響

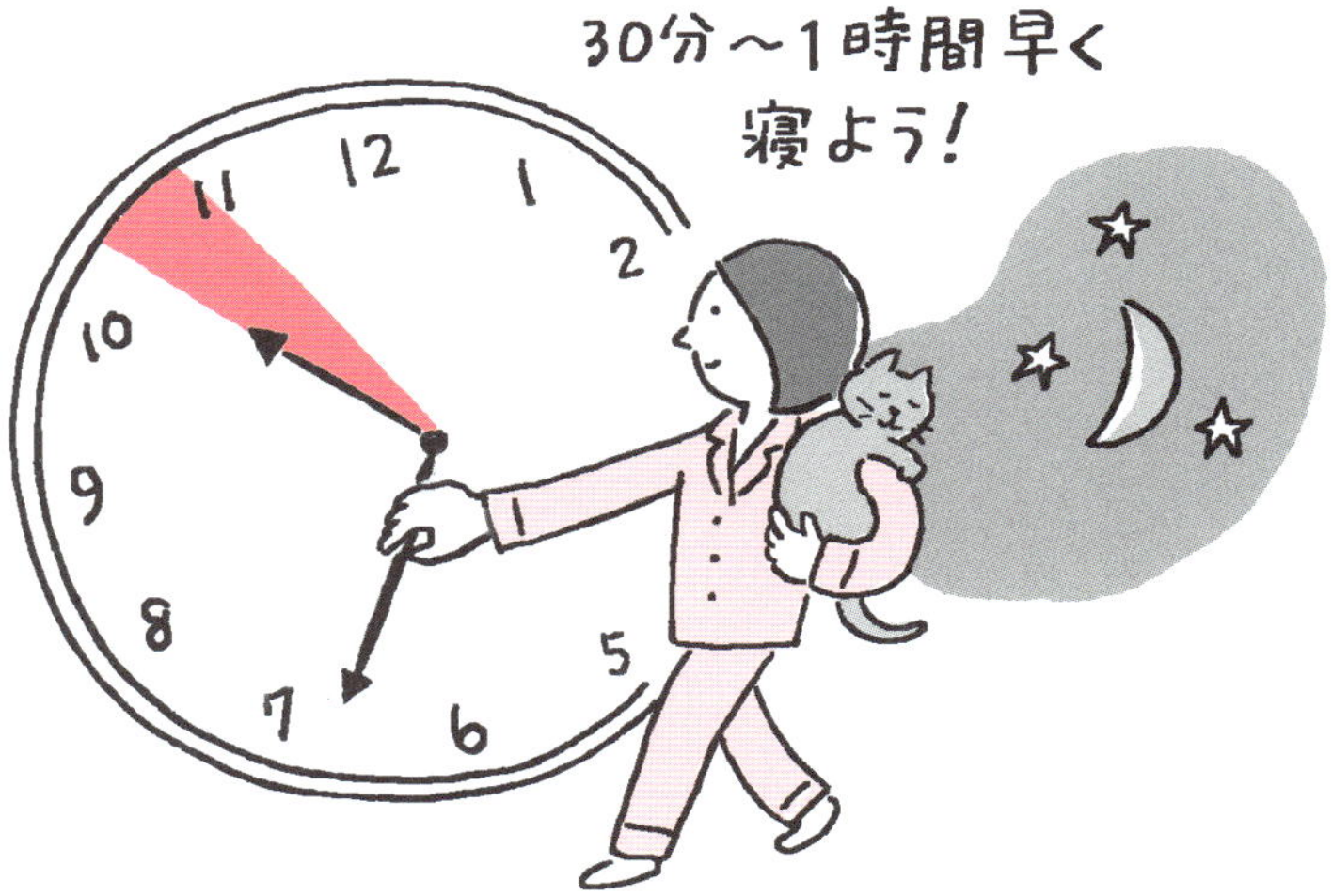


を与えることはすでに明らかにされています。

であれば、兎にも角にもその解消を図るのが合理的でしょう。

睡眠の重要性を認識し、また、睡眠不足が肥満やパフォーマンス低下に直結することをよく理解して、せめて「**できる範囲で、いまより30分〜1時間早く寝る**」ことを意識してください。

また**日中に寝不足を感じるときには、15〜40分程度の昼寝をする**こともおすすめです。

私自身も昼寝の習慣を取り入れていますが、短時間の昼寝をすることで、その日のパフォーマンスがとても高くなることを実感しています。

メジャーリーガーの大谷翔平選手は、何をおいても睡眠時間を優先することで有名です。1日10時間は寝て、疲労回復に努めているそうです。

過去、大谷選手がインタビューで「睡眠は質より量です」と答えているのを聞いたとき、私は彼の活躍が今後も続くだろうと思いました。

大谷選手の歴史的な大活躍を支えているもののひとつは、間違いなく睡眠時間だと言えます。

まずは睡眠の重要性を認識し、睡眠時間を十分に確保する意識を持つようにしましょう。

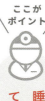

ここがポイント

睡眠不足の日本人にとっては、まず「質より量」。先に睡眠時間を確保してから、予定を入れる生活スタイルに切り替えたい。

よりよい眠りのためのアドバイス

2

# 寝室の暗さ、室温、音を整える

よりよい睡眠には、眠りにつく際の環境も大切です。

寝室は暗さ、室温、音の3点を意識して、心地よく眠れる場所をつくり込んでください。

まず寝室の暗さですが、**眠るときは「真っ暗」が理想**です。

窓があれば遮光カーテンや雨戸などをとりつけ、外からの光を遮断できるようにしましょう。

常夜灯をつけたまま眠る人もいますが、これはあまりおすすめできません。

**心地よく眠れる室温を朝まで保つ**ことも重要です。

真夏や真冬にはエアコンのタイマーをかける人が多いと思いますが、タイマーが切れたあと、寝苦しくなったり寒さを感じたりして起きてしまうことがよくあります。起きるにまで至らなくても、気温が暑かったり寒かったりすると、睡眠の質は下がります。

昨今では温暖化のためか、夏はひと晩中暑くなっています。できれば、エアコンは朝までつけっぱなしにしたほうがいいでしょう。

真夏は少し高めの温度設定、真冬は少し低めの温度設定にしておけば、朝まで快適です。電気代が気になるかもしれませんが、快適な睡眠にはそれ以上の価値があると思います。

快適な室温については、個人差や住宅事情などもあるので、寝室に温湿度計などを設置して自分で快適な温度を見つけ出してください。

また、**寝室の換気をしっかり行う**ことも忘れないでください。

**睡眠中は音の刺激にも敏感になっていますから、雑音を遮断する**ことも大切です。近くの道路の音がうるさいなど、環境音が気になる場合には、耳栓を使用するのもよい方法だと思います。

音楽を聴きながら眠る人がよくいますが、音が脳を刺激するので、実は睡眠の質を考えるとあまりよくありません。

どうしても音楽を聴きながら眠りたいのであれば、タイマーをかけて、一定時間で音が消えるようにしておきましょう。

ここがポイント

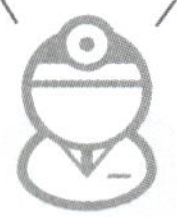

**寝室はできるだけ暗くし、雑音が入らないようにする。夏や冬にはエアコンつけっぱなしで適温を維持し、換気も忘れずに行う。**

よりよい眠りのためのアドバイス

3

# 夜は照明を暗めにし、明るい電子機器も見つめない

睡眠研究の世界的権威である柳沢教授によると、睡眠の改善には寝室の暗さだけでなく、夜間に過ごすリビングや個室などの暗さも重要だそうです。

そもそも**日本の住宅の照明は、諸外国に比べると明るすぎます**。日本人は白っぽい昼白色が好きな人が多く、夜間でも照明に煌々と照らされた空間にいることを好みます。

しかし外国へ行くと、リビングや個室の夜間照明はたいていオレンジ色っぽい電球色で、明るさも少し薄暗く感じるくらいが心地よいとされます。本を読むには手元に読書灯が必要なくらいの薄暗さです。

**夜が明るい環境だと、体内時計が照明光を朝の太陽光と誤認して狂ってしまい、なかなか眠くならない場合があります。**

そのため、薄暗いほうが寝つきがよくなりますし、その後の睡眠の質も高くなるようです。

イメージとしては、少し薄暗いと感じる雰囲気のいいバーやレストランの環境です。

最近では昼白色と電球色を切り替えたり、明るさを調整したりできる照明が一般的になっています。

夜によく過ごす場所の照明が明るすぎる場合には、こうした照明器具に切り替えて、状況に応じて灯りを使い分けることも検討してみてください。

同様に、**寝る前にスマートフォンで動画を見たり、ニュースを確認したりするのは、質のよい睡眠を得るには最悪の習慣**と言えます。

スマホの画面は非常に明るく、画面を見つめることで体内時計が狂います。交感神経を活発化させて脳を覚醒させ、自然な眠りを誘うメラトニンの分泌も減らします。

特にこうした電子機器のモニタからの光には、脳を強く刺激するブルーライトが多く含まれているとも言われています。

動画やニュースの情報それ自体も脳を強く刺激するため、まったく眠くなりません。仮に眠れたとしても、直前まで脳が興奮していたために、その後の睡眠の質も悪くなります。

**スマートフォンやタブレット、パソコンなどの使用は、遅くとも就寝1時間前までには終わらせるようにしましょう。**

また、**夜間にはスマートフォンの画面の明るさを落として使う**ようにしてください。

このほか、スマートフォンを目覚ましにしている人は多いと思いますが、手が届くところにスマートフォンがあると、つい使ってしまいます。通知機能などで入眠を阻害されることもあります。

寝る前に、目覚まし機能を設定したスマートフォンを、音は聞こえるけれどもすぐには手の届かないところに置いたうえで寝る、という習慣をつくることをおすすめします。

夜中にふと目が覚めてしまった場合に、安易にスマートフォンの画面を見ないことも大切です。明るい画面をひと目でも見てしまったら、そのまま脳は覚醒のプロセスに入ってしまうでしょう。

たとえば夜中にトイレに起きてしまったときでも、そのまま再度、布団やベッドに入って、まずは目を閉じてリラックスする。

これだけで、多くの場合に睡眠時間を延ばすことができます。

私自身は、なかなか眠れないときにはスマートフォンを見るのではなく、あえて少し難しい本を読むことにしています。すると、すぐに眠くなります。

**ここがポイント**

**夜間の照明は薄暗くしたほうが寝つきやすい。スマートフォンなどの電子機器の画面も明るすぎるので、就寝まで1時間を切ったら、それ以降は見ないようにする。**

よりよい眠りのためのアドバイス 4

# ベッドや布団に入るのは眠くなってからでいい

寝床には、眠くなってから入るようにしましょう。

**眠くないのにベッドや布団に入って、眠れない状態のままでいると、「眠らなきゃいけない」という気持ちが強くなり、ますます眠れなくなります。**

ベッドや布団に入ったのに眠れずに覚醒した状態が続くと、私たちの脳は、無意識に「ここは眠るための場所ではない」と認識してしまいます。

それにより、さらに眠れなくなる危険性があるのです。

ベッドや布団に入ってからもスマートフォンを触っている人が多いと思いますが、

同じ理由で、それもよくない習慣となります。

ベッドや布団のなかでの読書も、同様にあまりおすすめできません。

本を読むのであれば、薄暗い照明にしたリビングルームなどで読み、眠くなってきたらベッドや布団に入って早めに眠る、というのが理想です。

そのようにスムーズに入眠することを繰り返していると、「ベッドや布団は眠るための場所」だと脳が認識してくれます。

自然と眠れるようになっていくでしょう。

**ここがポイント**

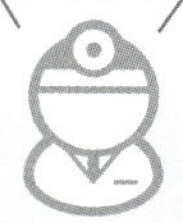

**眠れないまま布団やベッドに入っていると、脳が「ここは眠るための場所ではない」と誤認識する。眠くなってから布団やベッドに入ることを習慣にしよう。**

よりよい眠りのためのアドバイス 5

# 空腹を感じる状態で眠りにつくのがダイエットには効果的

食物の消化には、およそ2～3時間かかります。

そのため、**快適な睡眠のためには、就寝の2～3時間前までには食事を済ませることが必要**です。

少し空腹を感じる状態で眠りにつくのが、特にダイエットには効果的でしょう。

仕事の都合などでどうしても夕食が遅くなってしまう場合は、夕方におにぎりやバナナなどを軽めに食べておきましょう。家に帰ってきてから、野菜中心の消化のよいおかずや豆腐などを食べて、お腹を膨らませるようにします。

特に遅い時間に食べるときには、揚げ物や肉など消化に時間がかかるものは避けたほうが無難です。

**睡眠の質を高める効果がある食品を、寝る前に適量摂取するのも効果的**です。

たとえばチョコレートに含まれるカカオには、ギャバやテオブロミンといった成分が含まれていて、ストレスを軽減し心身をリラックスさせる効果があります。

あるいはバナナに含まれるアデノシンという成分は、脳の活動を抑制し、眠気を誘導する効果があります。

ホットミルクもおすすめです。体を温め、自律神経をリラックスモードに導いてくれる効果がありますし、牛乳に含まれるトリプトファンによって体内でメラトニンが合成され、よりよい眠りを実現してくれます。

いずれも眠る直前に摂るのは避け、夕食後のデザートなどとして取り入れるのがいいでしょう。

**ここがポイント**

食事は眠る2～3時間前までには終わらせる。チョコレートやバナナ、ホットミルクなどを少量、寝る前に摂るのも効果的。

よりよい眠りのためのアドバイス

6

# 寝酒はNG!

いわゆる「寝酒」、つまり「眠るためのお酒」を飲むのは絶対にやめましょう。

快適な睡眠には逆効果です。

お酒を飲むと一時的には眠くなるのですが、その後の睡眠の質が明らかに悪くなることが知られています。アルコールには、深い睡眠を邪魔して、脳が覚醒しやすくなる作用もあるのです。

**睡眠とお酒の相性は悪い**と思って間違いありません。

私もお酒が好きですが、ふだん飲むのは夕食のときです。睡眠の質をよくすることを考えれば、就寝時にはほぼお酒が抜けているような飲み方を心がけてください。

ちなみに、「酒は百薬の長」と言われたりしますが、最近では総じて、健康によくないと考えられることが増えてきました。

アルコールに依存性や発がん性があるのは間違いのないことですし、**以前はよく言われた、適量であればその血行促進効果で循環器疾患をむしろ減らす、という指摘も、近年では否定的なデータのほうが多くなってあまり聞かれなくなりました。**

お酒を飲むことで会話が弾むコミュニケーション上のメリットや、楽しい気分になる効果などはありますが、楽しむにしてもほどほどにしておくことが重要でしょう。

私自身、お酒を飲まないときのほうが体調が整い、翌日のパフォーマンスが向上すると実感しています。

ダイエットの視点からは、**ビールや日本酒などの発酵酒には糖質が含まれるので、これらを飲みすぎると太る**、という点も見逃せません。

ここがポイント

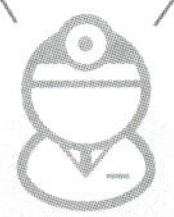

**お酒を飲むと一時的には眠くなるが、睡眠の質はむしろ悪くなるので寝酒は避ける。ダイエット中は太りやすい発酵酒を避けることも大切。**

よりよい眠りのためのアドバイス
7

# 自分に合った「寝具」を選ぶ

**自分に合った寝具を見つける**ことも、睡眠の質を上げるためにはとても大切です。

昨今は寝具メーカーの店舗に行くと、体型や後頭部のカーブなどを測定してくれて、その人に合った枕やマットレスを選んでくれるところが増えています。

オリジナルの枕やマットレスをつくってくれるメーカーもありますので、枕やマットレスが合わないと感じている人は、一度試してみてはいかがでしょうか？

ちなみに、私の枕はタオルでつくった「**タオル枕**」です。

タオルを枕にする方法はフィジカルトレーナーの方に教えてもらったのですが、実際にやってみたら、私には非常に効果的で、ぐっすりと眠れました。

## ＊タオル枕のつくり方

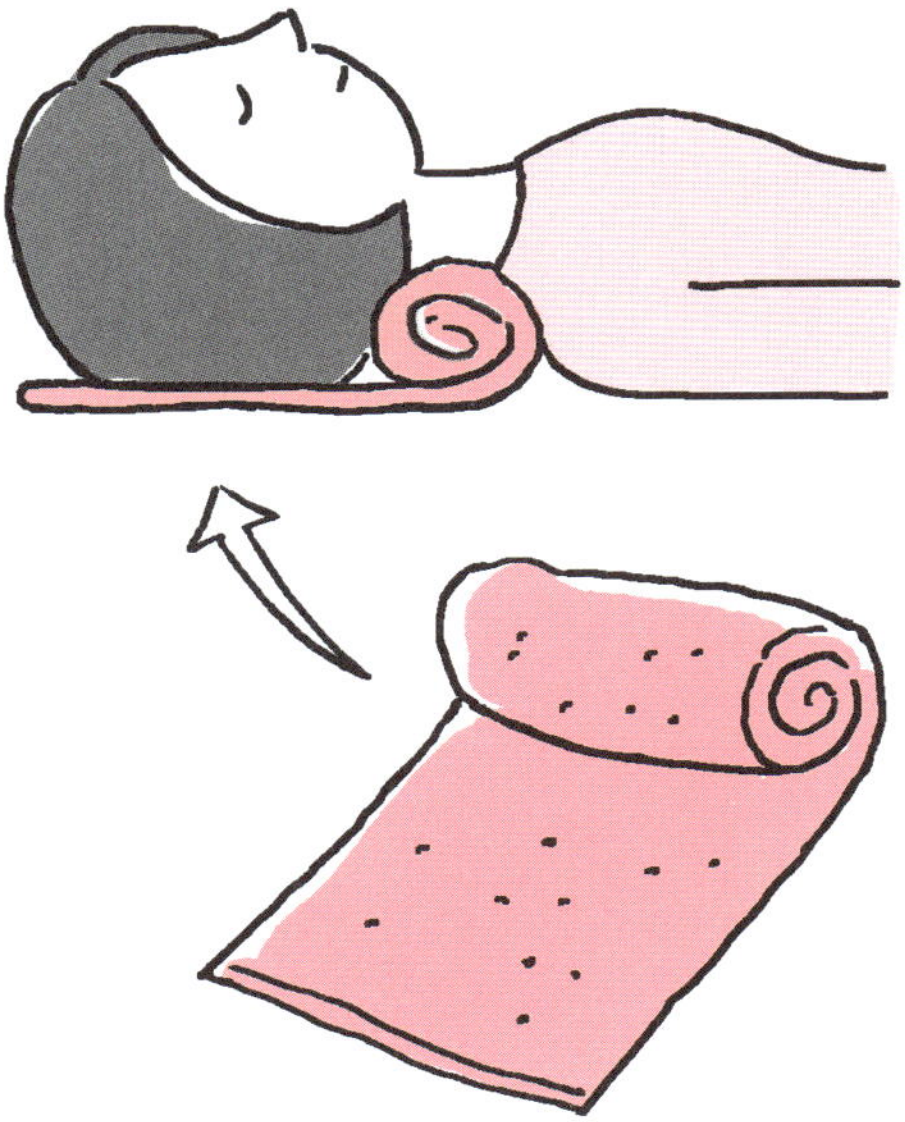

タオルを首のへこみの部分に当てて支えることで、かなり入眠しやすくなります。

パジャマやシーツ、布団など、そのほかの身体に触れる寝具にも気を配るといいと思います。

**ここがポイント**

**肌に触れる寝具はこだわって選びたい。特に枕が合っていないと、うまく眠れないことが多い。**

よりよい眠りのためのアドバイス

8

# 自分に合った「寝る前の習慣」を見つける

「これをしたら眠れる」という**「寝る前の習慣を」いくつか持つことでも、スムーズに眠れるようになります**。

毎晩、眠る前にその習慣に取り組むことで、脳に「これをしたら眠くなる」という条件がインプットされ、入眠しやすくなるのです。眠りの質も向上するでしょう。

どんな習慣がいいかは、人それぞれです。

瞑想がいいという人もいれば、ストレッチやアロマがいいと言う人もいます。

私の場合は、寝る前に次のようなことをすると、すんなりとよい眠りにつけます。

寝つきが悪い人や睡眠に問題を抱えている人は、参考にしてみてください。

## ■難しい本を読む

前にも述べましたが、少し難しい本を読むとすぐに眠くなります。
みなさんも、一度試してみてください。

## ■アロマテラピーを取り入れる

アロマテラピーとは、自然の植物から抽出したエッセンシャルオイルを使った健康効果を高める芳香療法です。

この**アロマテラピーが睡眠改善に有効だという研究が多数あります**。

ラベンダー、ベルガモット、マジョラムをブレンドしたエッセンシャルオイルは、よい睡眠のために有効です。

カモミール、ネロリ、ゼラニウムなどの香りも睡眠改善に効果があるとされています。

眠る前に、寝室で自分好みの香りのアロマを炊くことは、比較的簡単に誰にでもできることでしょう。好みに合わせて、試してみてください。

## ■瞑想をする

瞑想というと、あやしいイメージを持つ人がいるかもしれませんが、**瞑想はその効果が科学的にも裏づけされています。**

近年では「**マインドフルネス瞑想**」が世界中で広がり、特にＧｏｏｇｌｅを運営するアルファベット社では本社に瞑想ルームがあることが知られています。

Ａｐｐｌｅ社の創業者のひとりである故スティーブ・ジョブズ氏が、瞑想を習慣にしていたことも有名です。

瞑想には、不眠の原因にもなる自律神経の乱れを修正し、脳を休ませる効果があることが報告されています。

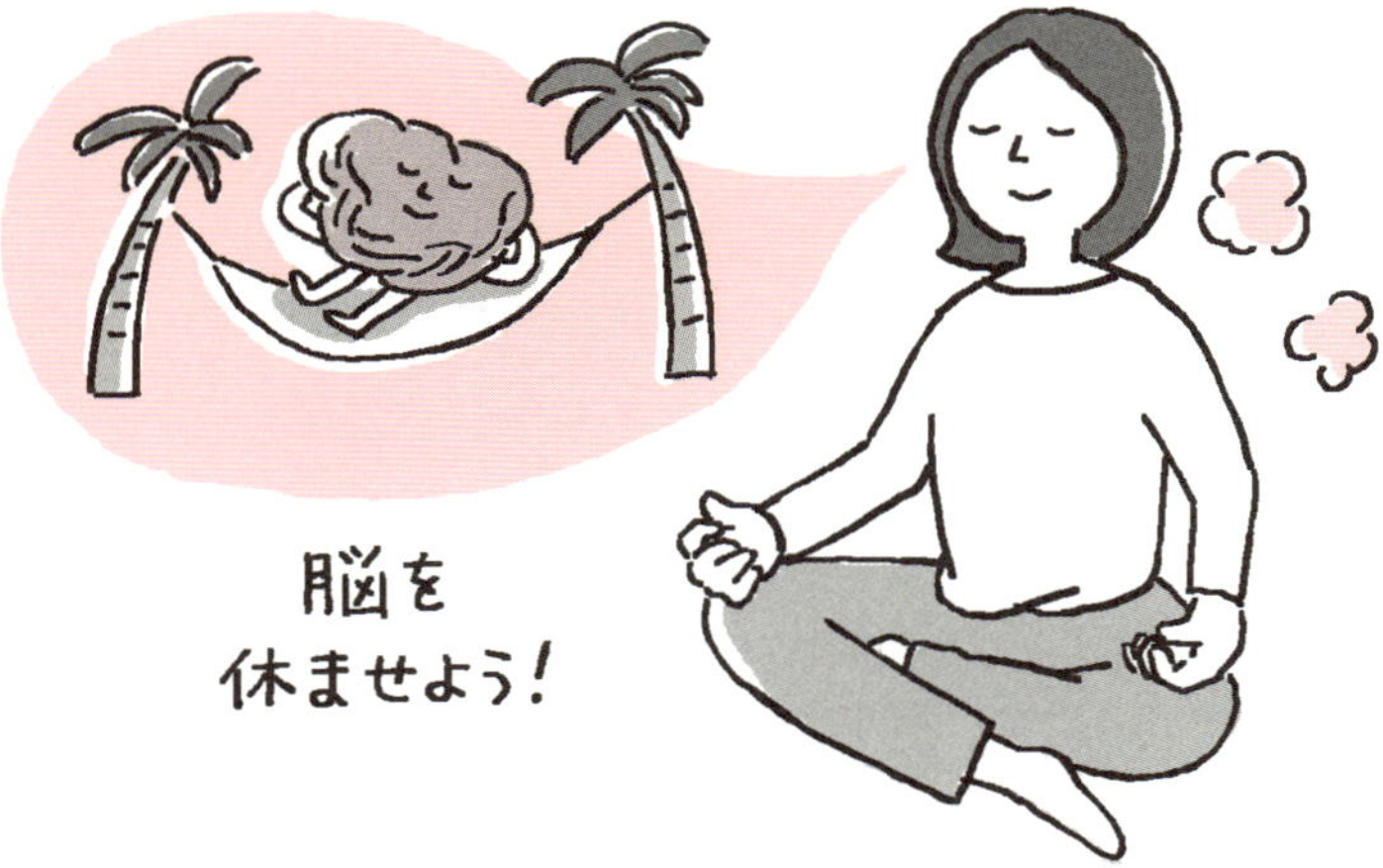

私も毎日15分程度の瞑想を習慣にしていますが、よい眠りのために大きな効果があることを実感しています。

瞑想を助けてくれるアプリなどもたくさんありますから、興味があればそれらを利用して、トライしてほしいと思います。

## ■ストレッチ

194〜197ページで紹介する3つのストレッチを、寝る前に行うのも効果的でしょう。その他の軽い運動でもかまいません。

ただし、**寝る前に行う運動は、あまり激しいものだと脳や身体を覚醒させてしまいますから、リラックスしたまま気軽に実践できるものに限る**ようにしてください。

ここがポイント

いろいろな入眠習慣を試して、自分に合ったものを見つけておきたい。それにより、より眠りやすくなる。

よりよい眠りのためのアドバイス

9

# 睡眠時間は1日最低7時間を確保

太らないためにもっとも有効な睡眠時間は、何時間でしょうか？

睡眠のメカニズムにはまだわかっていない部分も多く、人によっても異なるので、すべての人に当てはまる答えはありません。

しかしながら、多数の研究や調査から導き出されたおおよその答えはあります。

ハーバード大学の公衆衛生大学院の公式発表では、「7～8時間睡眠をとっている人に比べて、それより少ない睡眠時間の人は肥満になりやすい」というデータが多数あるとのこと（多すぎても肥満につながる可能性が指摘されています）。

また、2004年に発表されたウィスコンシン大学の研究では、7時間42分の睡眠時間がもっとも太りにくいとされていました。

これらのデータを総合的に考えると、**太らない身体をつくるためには、「7〜8時間」の睡眠が必要だ**と考えていいと思います。

私自身、自分が受け持つ睡眠不足の患者さんには、最低でも7時間の睡眠をとるように話しています。

多忙な毎日を送っていると、7時間の睡眠時間でもなかなか確保できないことはよくわかりますが、効率よく体重を減らし、また日々のパフォーマンスをよくするためにも、毎日7時間以上は睡眠時間を確保するように心がけてください。

**ここがポイント**

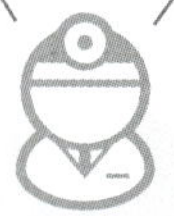

**科学的な根拠から導かれる、最適な睡眠の長さは7〜8時間。多忙な日々でも、最低7時間の睡眠は確保しよう。**

よりよい眠りのためのアドバイス

10

# 眠り始めの3時間は絶対に起きないようにする

私たちが自分で活動して消費できるエネルギーは、1日の総消費エネルギーの3割程度で、残りの7割は基礎代謝量による消費エネルギーです。

基礎代謝量とは、前述したように身体が生きているだけで消費するエネルギーのこと。そして、実は**睡眠不足は、この基礎代謝量を下げてしまいます。**

私たちは人間が睡眠に入ると、ひと晩の間にレム睡眠とノンレム睡眠のサイクルを3～4回繰り返します。

睡眠はまずノンレム睡眠から始まり、一気に深い眠りに入ります。そしてその90分後くらいにレム睡眠へと移行し、その後はゆっくりとしたペースで両者のサイクルを繰り返します。

レム睡眠とノンレム睡眠は役割が異なっています。

**・レム睡眠　↓　脳が活発に動いていて、**
**記憶の整理や定着が行われる浅い睡眠**

**・ノンレム睡眠　↓　脳の活動が低下し、休息している状態の深い睡眠**

**眠り始めの3時間のノンレム睡眠のなかでも、特に深い睡眠時には、脳内で「成長ホルモン」がさかんに分泌されます。**

成長ホルモンは基礎代謝量を増やし、中性脂肪の分解や筋肉の修復にも大きくかかわっているホルモンです。

この「成長ホルモン」が、睡眠の質が悪くてあまり分泌されないと、全身の細胞の新陳代謝もうまく行われなくなり、基礎代謝量が減り、太りやすくなってしまいます。

つまり**成長ホルモンが適切に分泌されることで、太りにくい身体になれる**わけです。

眠り始めの3時間のタイミングでトイレに起きたりすれば、成長ホルモンの分泌が止まり、**その後にまた寝たとしてもほとんど分泌されません**。

眠っている時間も大事ですが、そのなかでも眠り始めの3時間は特に大切ですから、このタイミングでは決して眠りを阻害されないように環境調整しましょう。

ここがポイント

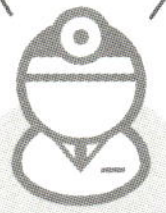

眠り始めの3時間は、成長ホルモンが分泌される大切な時間。健康的にやせるためにも、このタイミングには邪魔が入らないようにしたい。

第5章

# 運動を習慣化して もっと効率的に やせる！

## 運動すると、そもそも暴飲暴食しなくなる

食事だけのダイエットよりも、食事と運動、両面でダイエットを同時に行うほうが効果的なのは、言うまでもありません。

アメリカやドイツの調査では、体重が増える原因のトップは「身体活動量が少ないこと＝運動不足」で、次に「摂取カロリーの過剰」が続きますから、**肥満の原因としては、むしろ食生活より運動不足のほうが影響が大きい**のです。

運動により消費エネルギーが増え、余分な体脂肪が減ることでダイエットにつながります。ここまではよく知られていますが、それだけではありません。

アメリカの栄養・生理学者ジョン・マイヤー博士のおもしろい研究をご紹介します。

小さなケージに入れて運動不足の状態にさせたラットと、1日に1時間以上の運動をさせたラットを、どちらも自由に餌を食べられる環境に置いて食欲を比較したところ、運動不足のラットのほうが9％多く餌を食べたという結果が出ました。体重も増えていたそうです。

一方、毎日運動していたラットたちは、好きなだけ餌を食べられる環境にあっても食べすぎることはなく、体重はまったく変わらなかったそうです。

動物実験のレベルですが、この結果は「**適度な運動をすると食欲が安定し、暴飲暴食しなくなるので太らない**」可能性が高いことを示しています。

「運動をするとお腹が空くので、食べすぎてしまうのでは？」と思っていた方もいるかもしれませんが、それは間違いです。

運動中は自律神経の交感神経系が優位になり、食欲を抑制するホルモンが分泌されることがわかっています。またこのホルモンの分泌は運動中から始まり、運動後30〜40分すぎるくらいまで続きます。

**活発に活動しているときにお腹が空いては活動に支障が出るので、ある程度状況が**

**落ち着くまでは、空腹感を感じないようになっている**わけです。
太古の狩猟採集の時代に獲物を追いかけている状況や、凶暴な肉食獣から逃げているような場面を想像していただければ、納得感がある話ではないでしょうか。

この食欲抑制ホルモンの分泌によって、運動をすると、直後にはそもそもあまり食べたい欲求が生まれなくなります。そのため、食事量のコントロールの面でも、運動の習慣をつけることは有効なのです。

本書では「お米を食べるダイエット」を提唱していますが、**いくら身体によいお米であっても、当然ながら食べすぎては太ってしまいます**。

「つい食べすぎてしまう」という人は、**食欲抑制ホルモンが分泌されていて、食べすぎの心配が少ない運動後30〜40分以内に食事を摂るようにする**ことも一案でしょう。

**ここがポイント**

**運動をすると、その後しばらくは食欲が抑制される。つい食べすぎてしまう人は、この性質を利用するといい。**

# 適度な運動こそが「百薬の長」

適度な運動がもたらす健康効果は、ダイエットのほかにも多数あります。主なものを挙げただけでも、以下のようにたくさんあります。

- 適正体重の維持
- 筋肉や関節の維持と強化
- 血行促進による冷え性や肩こりの改善
- 高血圧、糖尿病など生活習慣病の予防と改善
- ロコモティブシンドローム（生活機能低下）の予防
- 心肺機能の向上

・免疫力の向上
・脳機能の維持と向上
・自律神経機能の向上
・集中力の向上
・ストレス解消と
精神的なリフレッシュ　など

体重を減らすためだけでなく、より健康的な心身を実現するためにも、適度な運動の習慣をつけるようにしたいものです。

これらの効果を得るために激しい運動は必要なく、わざわざジムに行って汗を流す必要もありません。**早歩きや軽いジョギングで十分**です。

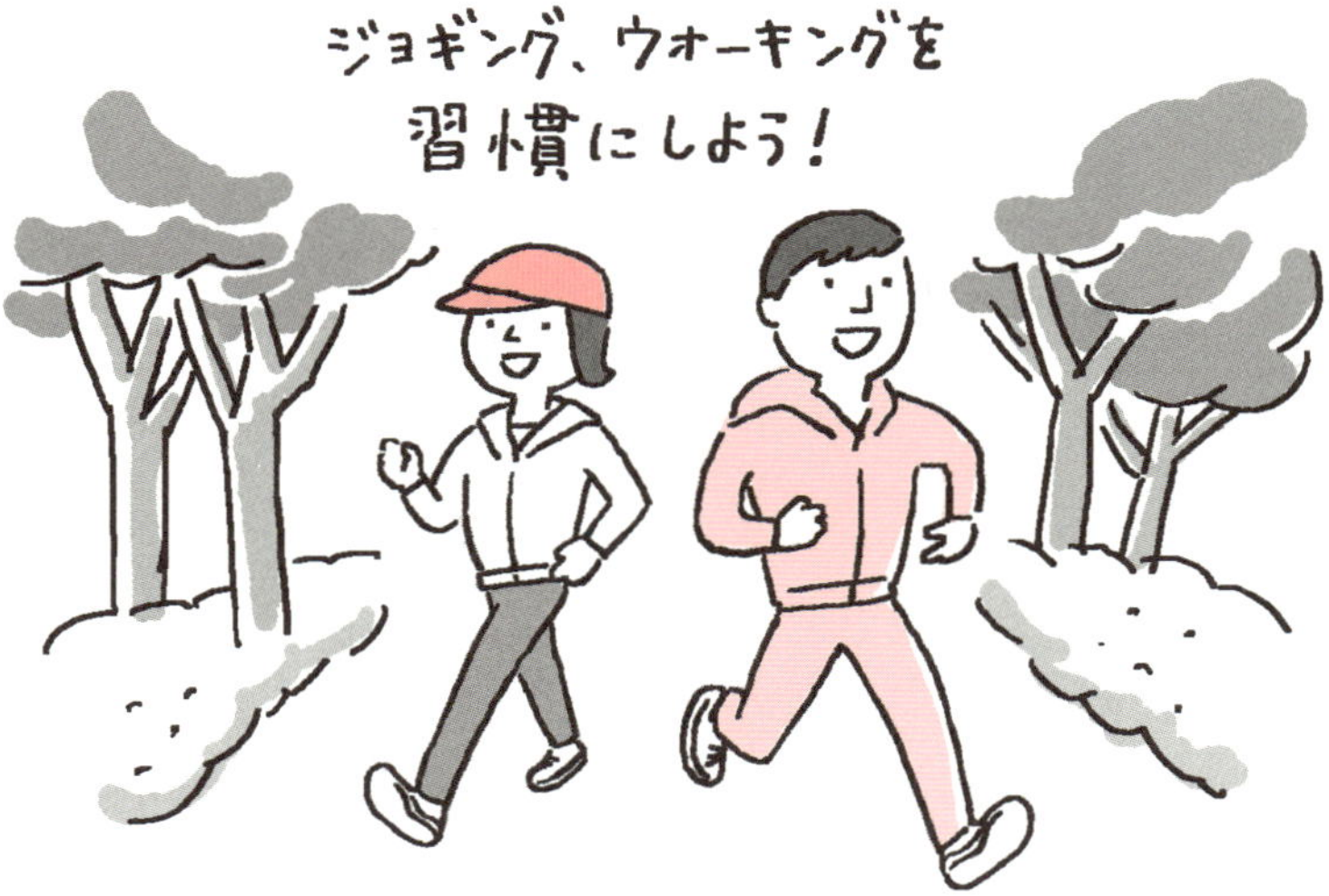

ジョギングするのがハードルが高いと感じる人は、ウォーキングでもいいと思います。通勤時にいつもよりひと駅前で降りて会社まで歩く、車で行っていた買い物を徒歩で行くようにするなど、日常生活のなかで簡単にできることがたくさんあります。

ほかにも、夏なら冷房を切って掃除機をかけると、運動後のように汗をかきます。冬なら暖房を少し強くして掃除機をかけると、やはり汗をかきます。

このように、日常生活のなかでも工夫しだいで簡単に運動ができます。**常に「身体活動量を増やす」意識を持つ**ようにしてください。

**ここがポイント**

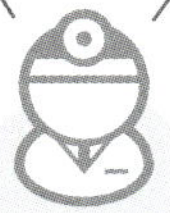

**適度な運動はダイエットに効くだけでなく、さまざまな健康上のメリットがある。軽い運動でいいので、こまめに身体を動かすことを習慣化しよう。**

# なぜ続かない？運動を続けるために必要な思考

運動が続かない人の話をよく耳にします。
たとえば、以下のようなケースです。

・ジムに入会して3回行ったけど、その後は行っていない。
・軽いジョギングを始めたけれど、疲れすぎて続かない。
・ウォーキングにも挑戦したけど、めんどうくさくて駄目だった。

日々の運動は、やりすぎず、無理なく続けられる範囲で行うことが大切です。
**運動を続けることが重要なので、最初から目標を高く設定しない**ことをおすすめします。初めから高い目標を掲げてしまうと、挫折しやすくなってしまいます。

また、自分が好きではない運動は、当然ですが長続きしません。**自分に合った運動、自分が好きな運動を見つけることも重要**だと思います。

以下、運動を続けるためのポイントをいくつか紹介しますので、参考にしてみてください。

## ❶三日坊主を10回続けるつもりで！

三日坊主でもいいじゃないですか。

**もし三日坊主を10回続けたら、それは立派な継続になります。**

三日坊主に終わった自分を責めずに、そんな自分も愛すべき自分として受け入れて、「三日も続けられたんだから、上出来」ぐらいに考えましょう。

できれば、あまり間を空けずに運動を再開できたらいいですね。

三日坊主を何回か続けるつもりで、運動にトライしてみてください。

それが毎日の歯磨きのようにルーティンとなり、いつしか「運動しないと気持ちが悪い」という感覚になれればしめたものです。

## ❷目標設定を高くせず、できるだけ低くする

「運動が続かない」と言う人を見ていると、目標設定が高すぎると思うことがよくあります。

先ほども述べたように、運動を始めようと思い立ったら、目標を高く設定しすぎないことが大切です。

これは、私自身の失敗経験からの教訓でもあります。

病気でダイエットする必要に迫られたとき、何年もランニングをしていなかったのに、一念発起していきなり10キロメートル走ることに挑戦しました。

しかし、3キロメートルくらい走ったところで足首を痛めてしまい、走れなくなってトボトボと歩いて帰る羽目になりました。結果を早く求めようとする私の悪い癖が出てしまったのです。

この失敗経験から言えるのは、**運動は段階を踏んで、少しずつ強度を上げていくべきだ**ということです。

たとえば「毎日1時間ジョギングする」とか「毎日2時間ジムで筋トレする」とか、いきなりハードな高い目標を立てる人がいますが、それは絶対にやめましょう。高い目標をすんなりクリアできる人は、なかなかいないのではないでしょうか？

「毎日30分歩く」
「会話ができる程度のジョギングを短い距離で行う」
「キング・オブ・エクササイズと言われるスクワットだけ、毎日やる」
といった感じで、運動を始めるときにはできるだけ低い目標設定をすることが継続のコツです。

厚生労働省は1日60分歩くことを推奨していますが、60分歩くことが難しい方は、1日15分や20分から始めてもかまいません。

できるだけ低い目標設定にしておき、それをクリアしたときの「達成感」を何度も味わうほうが、運動の継続には効果的だと思います。

そして、**少しでもできたら、自分をほめる**ことも忘れないでください。

## ❸パーソナルトレーナーに指導してもらう

運動初心者の方は、可能なら初めのうちだけでも、パーソナルトレーナーに指導してもらうことをおすすめします。

なぜなら、**パーソナルトレーナーをつけると、トレーニングする日時を約束することになる**からです。


私自身もランニングや水泳に関して、パーソナルトレーナーに指導してもらってきました。

しかし、正直言って運動したくない日もあります。

それでもパーソナルトレーナーとの約束があれば、トレーニングの時間が決まっているので、**やりたくなくてもやるしかない**のです。

パーソナルトレーナーのよい点はほかにもあって、たとえば「3ヶ月で3キログラ

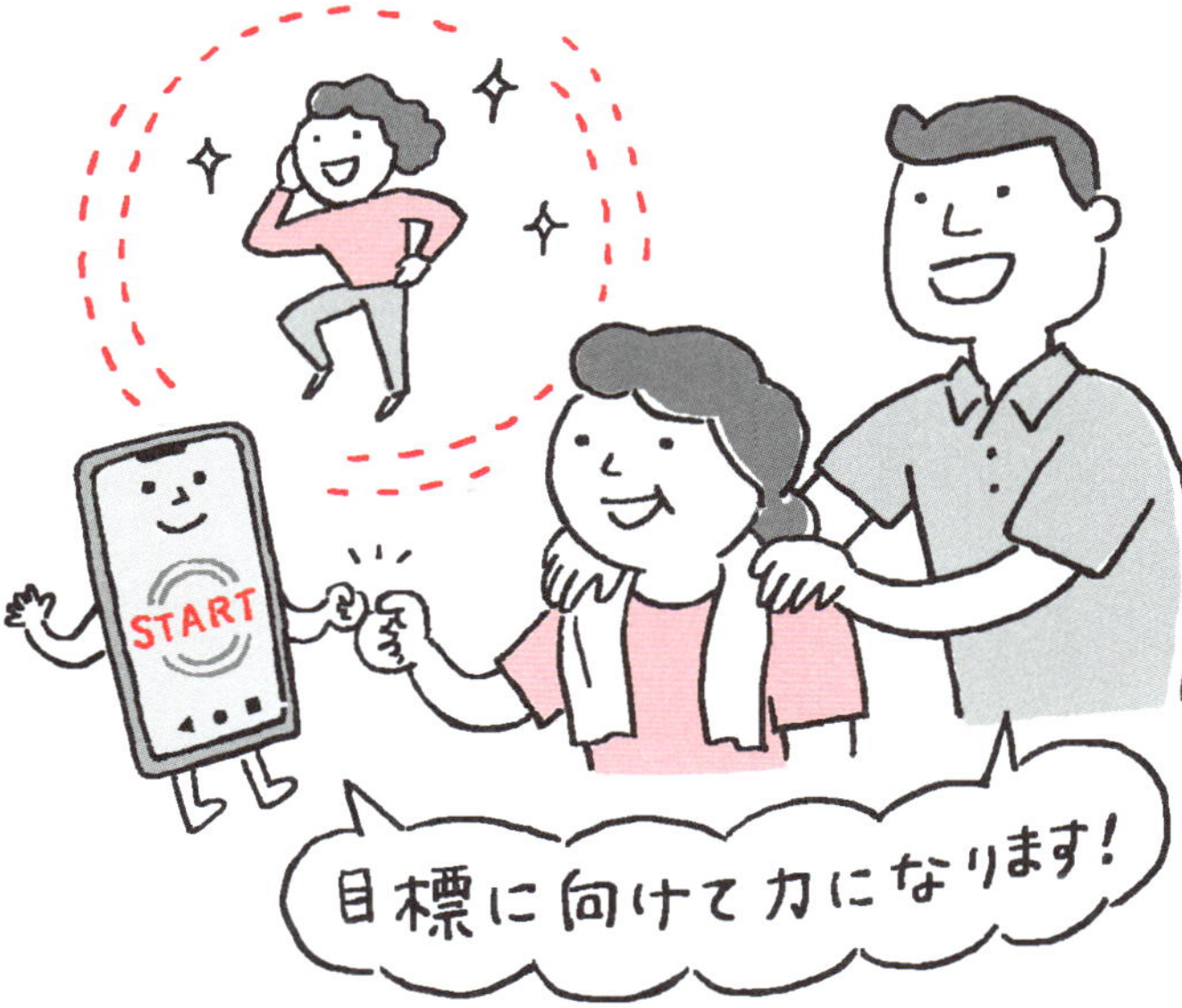

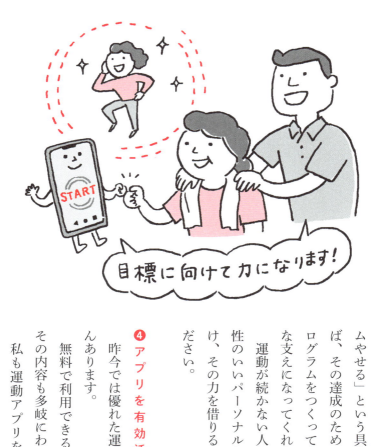

ムやせる」という具体的な目標があれば、その達成のための効果的な運動プログラムをつくってくれたり、精神的な支えになってくれたりします。

運動が続かない人は、ぜひ自分と相性のいいパーソナルトレーナーを見つけ、その力を借りることも検討してください。

### ❹アプリを有効活用する

昨今では優れた運動アプリがたくさんあります。

無料で利用できるものも多数あり、その内容も多岐にわたっています。

私も運動アプリを利用しています

が、トレーニングの内容や食事内容を記録でき、運動の習慣化に役立っています。

運動量や消費カロリーを可視化できるのも利点です。

5分という隙間時間でも手軽にトレーニングできたり、なかには運動メニューを組んでくれるアプリもあります。

アプリでつながった仲間たちがどんなトレーニングをしているか、共有しながら運動することもできるので、楽しみが増えました。

3ヶ月後に10キロメートルのマラソンに参加する予定があるなら、一緒に走ってくれる人を募集したり、集まったメンバーと走行距離を見せ合い、お互いに刺激し合うようなことも可能です。

運動を続ける動機づけになると思います。

私の患者さんや知り合いのなかにも、「**アプリを使用するようになって、運動が習慣化した**」という方がたくさんいます。

みなさんも、ぜひ活用してみてください。

## ❺自分の性格に合った運動、好きな運動を見つける

運動を習慣化するために、最終的に大事なのは自分に合った運動かどうか、好きな運動かどうかという点だと思います。

どのような運動が自分に合っているのかは、実際に試してみるしかないので、**興味がある運動にはとりあえず挑戦してみましょう。**

どんな運動でも同じですが、運動したあとの「爽快感」や「達成感」はたまらなく気持ちがいいものです。

その気持ちよさを味わいたくて、運動を続けていると言う人もいます。

運動したあとの爽快感や達成感は、ストレス解消にも大いに役立ちます。

## ❻ダイエットの方法は無限にあると考える

ひとつやふたつのダイエットに失敗したからといって、落ち込んだり自分を責めたりしないでください。

自分にはこのダイエット法は合わなかっただけ、と考えましょう。

世のなかには数え切れないほどのダイエット情報が溢れています。**無限にあるダイ**

**エット方法のなかから、自分にできる最適な方法を探せばいいだけ**です。

ただ、なかには単に一時的に体重を減らすことだけを目的にしているダイエット法や、本書で触れたように健康上のリスクがあるダイエット法もあります。

体重は減るけれども、健康を損なうか、すぐリバウンドしてしまう……このような場合には一度立ち止まって、そのダイエット法を続けて問題ないか、考え直すようにしてください。

ダイエットをして健康な身体を取り戻すはずが、逆に不健康になってしまっては本末転倒です。

無数にあるダイエット法のなかで、本当の意味で自分に合った方法を選びとってほしいと思います。

そして、私が本書で提案している「お米を食べるダイエット」は、体重が減り、身体もより健康になるダイエット法です。ぜひ、挑戦してみてほしいと願っています。

ＳＮＳでうまくいっている人のケースばかりが目に入り、自分と比べて一喜一憂してしまうこともあるでしょう。

しかし、他人との比較にはあまり意味がありません。**比べるべきは、あくまで過去の自分といまの自分**です。

スクワットが先週よりも2回多くできるようになった、腕立てが3回多くできるようになったなど、自分の小さな進歩に目を向けることが重要です。

他人と比較するのをやめて、自分の小さな成長を思い切り喜びましょう。

うまくいかなくても自分を責めず、なりたい自分を思い描きましょう。

その先に、真のダイエットの成功が待っています。

**ここがポイント**

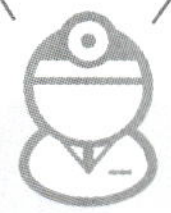

**アプリや外部サービスを活用し、目標設定も低くする。途切れ途切れでもとにかく運動を続けることが重要なので、それ以外の部分はゆるく対応しよう。**

## ※初心者でも気軽にできる「梅岡式ストレッチ」

ストレッチは、1970年代に身体の柔軟性を高める運動としてアメリカで開発されました。疲労回復効果やリラックス効果、腰痛や肩こりの予防効果などがあります。運動の前後に行うことで、怪我を防ぐこともできます。

ストレッチをすると多少痛むこともあるためか、筋肉に無理な負荷がかかる運動だと思っている人が案外多いのですが、適切に行えばそんなことはありません。ゆっくりと呼吸しながら、「筋肉が伸びて心地よい」というイメージで行うと効果的です。

「痛い」と感じるときには、しっかりと息を吐き出すようにすると、無理なく筋肉を伸ばせます。

おすすめのタイミングは、お風呂上がりです。今日1日の疲れをとる感覚で、気軽に行ってみてください。ここでは、基本のストレッチを3つ紹介しておきます。

## 梅岡式ストレッチ ❶

### 【股関節と太ももの内転筋を伸ばすストレッチ】

① 床に座り、足の裏をくっつけて、
両ひざを開きます。

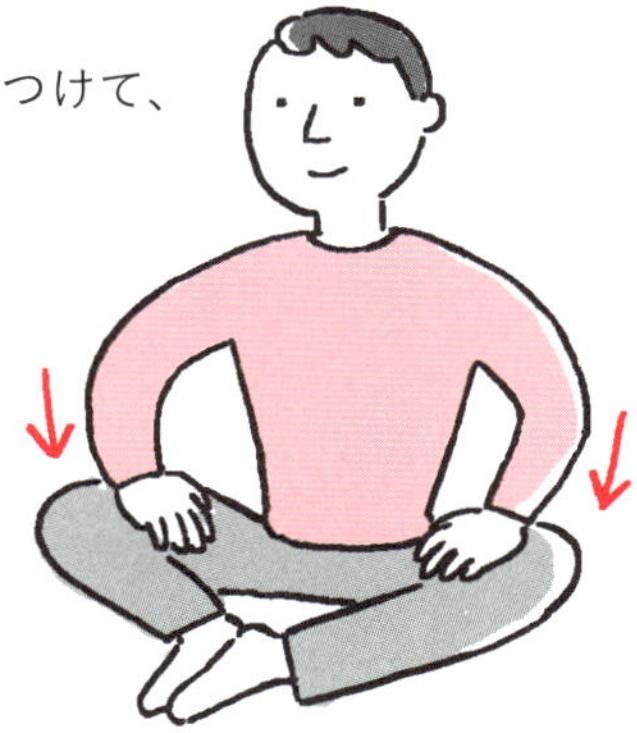

② 両手を両ひざの上に乗せて、下に押します。
そのまま30秒キープ。

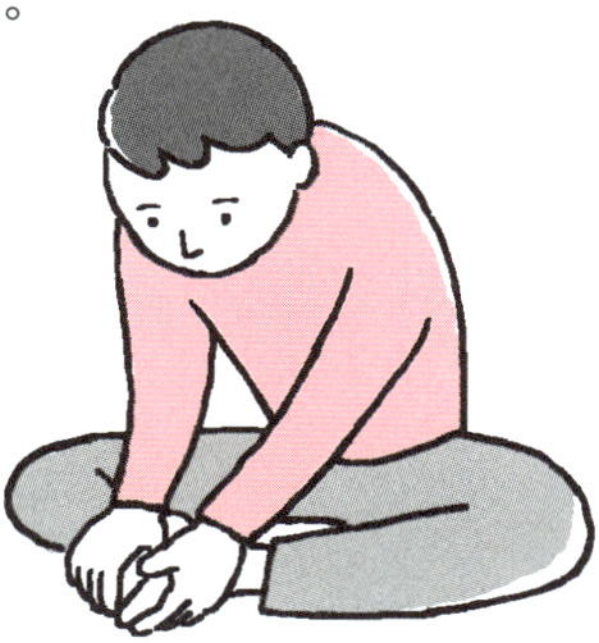

③ ②の状態が気持ちいいと感じたら、上体を前に傾けます。
そのまま30秒キープ。

※①～③を２～３セット繰り返します。

## 梅岡式ストレッチ ❸

### 【太ももの外側広筋を伸ばすストレッチ】

① 両足を伸ばして床に座ります。
② 左足はまっすぐに伸ばしたまま、右ひざを曲げて、かかとをお尻にくっつけます。
そのまま30秒キープ。

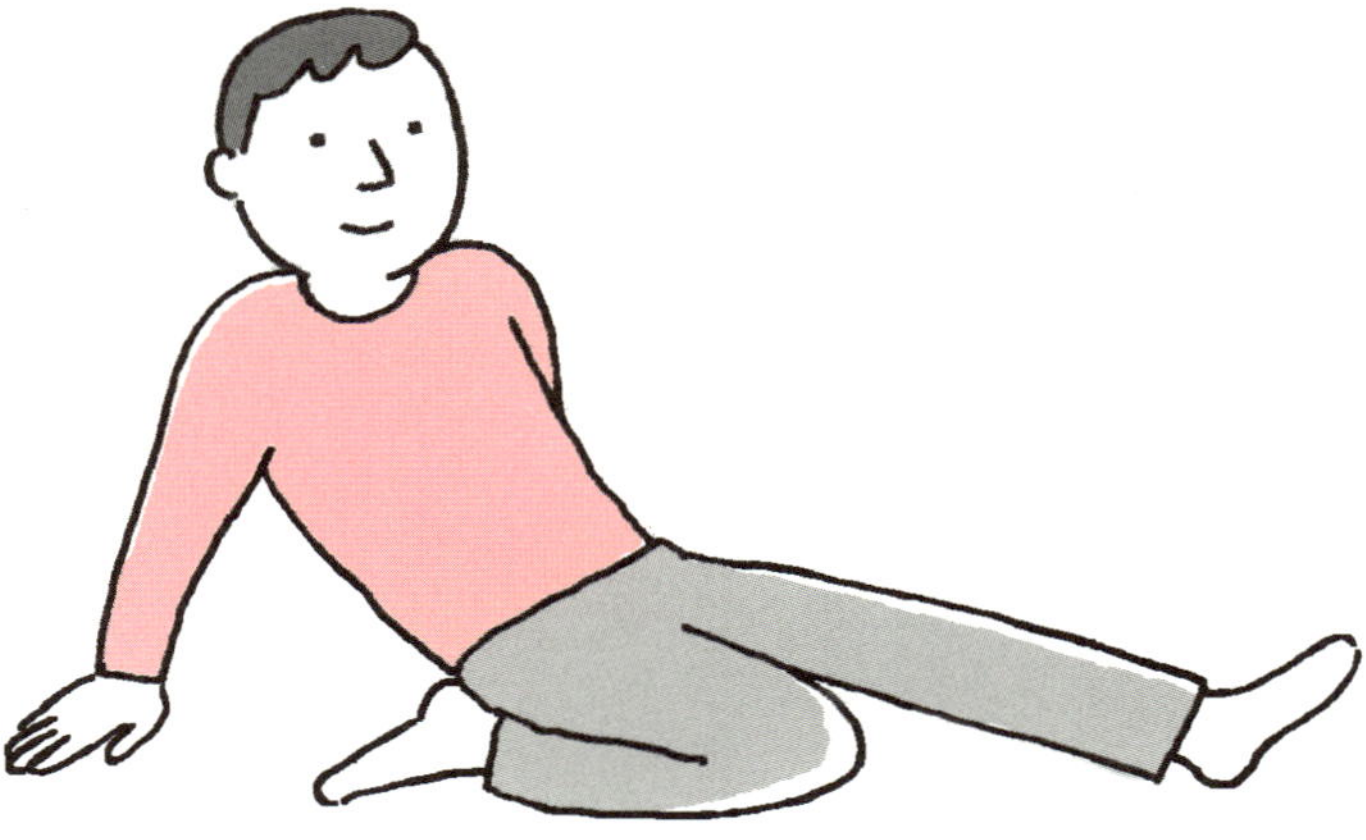

③ 左右を変えて、右足をまっすぐに伸ばしたまま、左ひざを曲げて、かかとをお尻にくっつけます。
そのまま30秒キープ。

※①～③を２～３セット繰り返します。

## 梅岡式ストレッチ ❷

### 【脇の広背筋を伸ばすストレッチ】

① 椅子または床に座り、背筋をまっすぐにします。
② 右腕を右耳にくっつけて、右肘を直角に曲げます。
③ 左手で右肘をつかみ、左側に引っ張ります。
　そのまま30秒キープ。
④ 次は、左腕を左耳にくっつけて、左肘を直角に曲げます。
⑤ 右手で左肘をつかみ、右側に引っ張ります。
　そのまま30秒キープ。

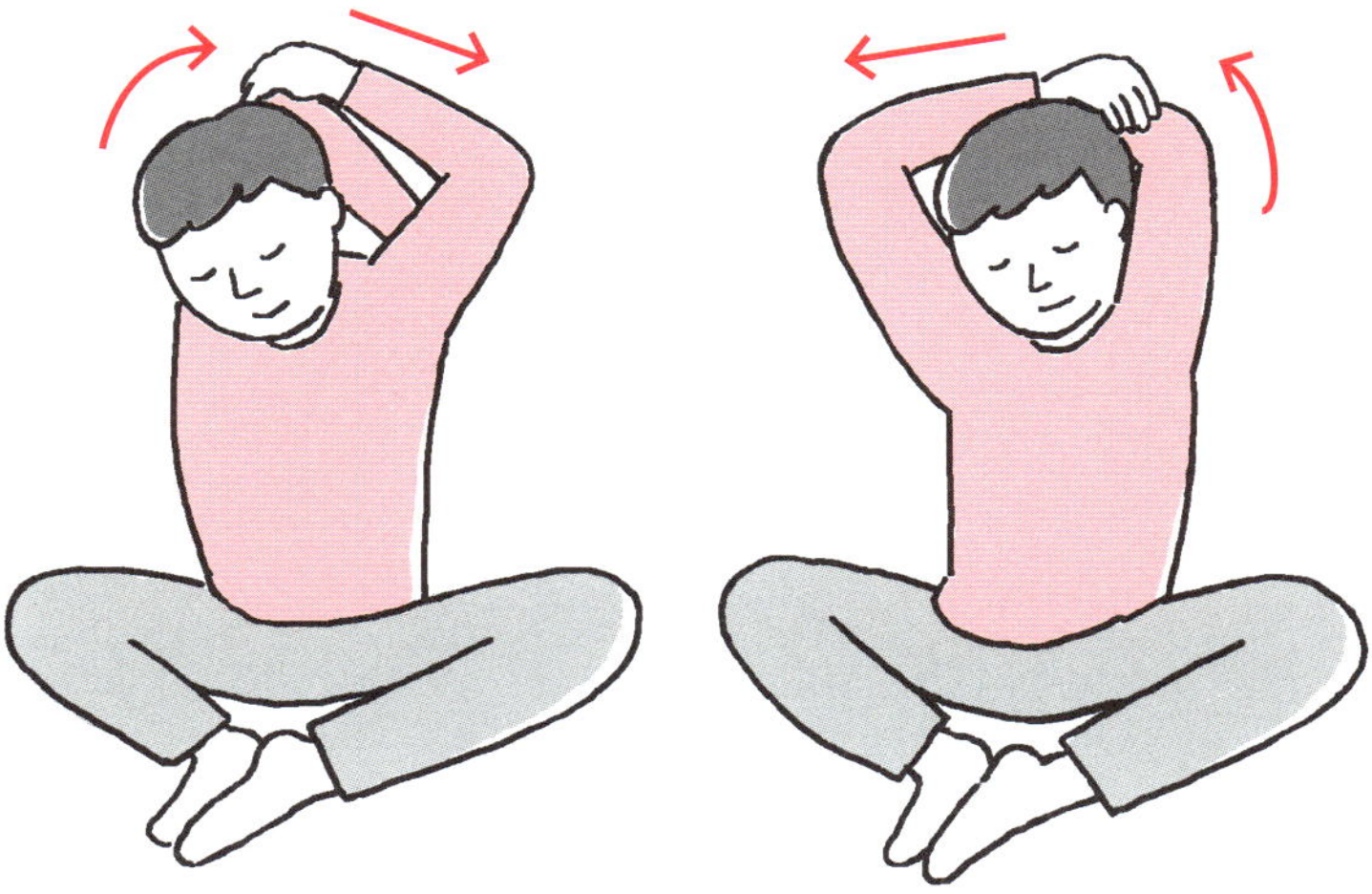

※①～⑥を２～３セット繰り返します。

## Q1

## 炭酸水は、ダイエットに適した飲み物ですか？

### A1

炭酸水はダイエットに適した飲み物のひとつです。

炭酸水は、ダイエットに適した飲み物のひとつです。**炭酸の刺激によって満腹感を感じるので、空腹を抑えることができます。**ただし、糖分や添加物の入っていない炭酸水を選んでください。

炭酸水には消化機能を促進する働きもありますが、飲みすぎると腹部の膨満感を生んだり、歯のエナメル質に悪影響を与える可能性があります。飲む場合は、1日1リットルまでにしておきましょう。

## Q2

## ダイエット中の間食はやめたほうがいいですよね？

A2

**間食は空腹感を抑え、暴飲暴食を防ぐのに役立ちます。**

必ずしも、間食をやめたほうがいいわけではありません。健康的な間食は、空腹感を抑え、暴飲暴食を防ぐのに役立ちます。

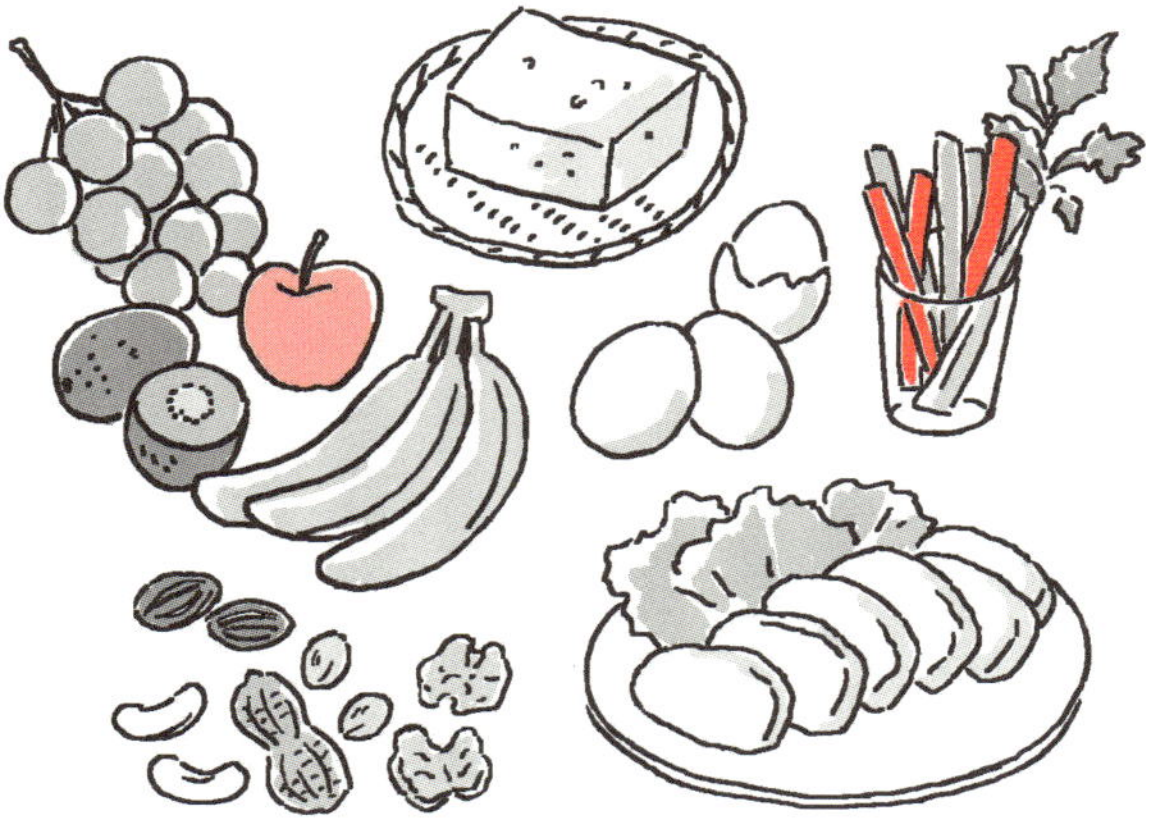

食欲は人間の強い欲求のひとつであり、空腹感は集中力を低下させ、イライラやストレスを引き起こします。

また、間食は血糖値が急激に上がるのも防ぎます。

私がおすすめする間食は、**ナッツ類**です。ただし、無塩で油で揚げていないものに限ります。

その理由は、ナッツ類の脂質にはオメガ3脂肪酸という成分が含まれていて、酸化しやすいからです。酸化した油には、ヒドロキシノネナールや過酸化脂質などの有害な物質が含まれるため、血管を傷つけたり、肌の老化が進んだりする危険性があります。シミやシワが増えますし、生活習慣病になりやすくなったり、単純にお腹を壊したりします。

また、塩分が効きすぎているナッツ類も避けましょう。血液中の塩分濃度が高くなるため、それを緩和しようと腎臓が体内からの水分排出を抑制し、体重が増えて代謝が落ちます。

ほかには果物もいいでしょう。特にりんご、バナナ、ベリー類、スイカ、ナシなどがおすすめです。豆腐やサラダチキン、野菜スティック、ゆで卵などもいいでしょう。

## Q3

朝はお腹が空いていません。無理してでもごはんを食べたほうがいいですか？

A3

朝食を食べたいと思う生活にシフトしていきましょう。

# Q4

## 3食ごはんを食べて、本当に太りませんか?

朝、お腹が空いていなければ、無理して食べなくても大丈夫です。しかし、朝お腹が空いていて、朝食を食べたいと思う生活に少しずつシフトしていきましょう。

まずは晩ごはんを見直してみてください。食べすぎてはいませんか?

晩ごはんの量は、1日の食事量の10分の4程度が理想です。

晩ごはんを軽めにする習慣が身につくと、翌朝お腹が空いて、朝食が食べたくなると思います。

## A4

## 太りません。安心してごはんを食べてください。

お米は太る！　と思っている人がまだたくさんいます。

この間違った思い込みは、今日から捨ててください。

ごはんを適量食べる食生活を続けていると、多くの人が少しずつやせていきます。

その理由は第2章や第3章でたっぷり解説しましたので、よく読んでください。


1食に食べるごはんの量は、1膳分、約150gが基本です。

もしごはんを食べて太ったという人がいたら、それは正しく食べていないからだと思います。

もしかして、おかずを食べすぎていませんか？

**ごはんを食べる量が少なすぎると、空腹感を満たすために代わりにおかずをたくさん食べるので、おかずの内容によってはカロリー過多になってしまいます。**

また、当然ながらごはんを食べすぎるのも駄目です。

ちなみに、３食を必ず食べなくてはいけないわけではありません。朝食は抜いてはいけませんが、お休みなどで１日家にいてあまり活動していないときなどには、朝食と昼食を兼用、あるいは昼食と晩ごはんを兼用した１日２食でもかまわないでしょう。そのときにも、主食のごはんはしっかり食べてください。

## Q5

### 夜遅くに食べるのは、やめたほうがいいですか？

**A５**

**夜遅くに食べると、胃腸に負担がかかるのでやめたほうがいいです。**

夜遅くに何か食べたくなる気持ちは、とてもよくわかります（笑）。過去、私自身も夜寝る前にお腹が空き、ついおにぎりやカップラーメンを食べてしまい、後悔した経験が何度もあります。

夜遅くに食べると、睡眠の質に影響し、眠りが浅くなります。また睡眠中は代謝が低下するので、食べたものが脂肪として蓄積しやすくなります。夜遅くの食事は、消化器官に負担がかかり、胃もたれ、胸焼け、胃酸の逆流など、胃腸の不調も引き起こします。私自身の経験からも、夜遅くの食事は控えるべきだと強く思います。

**どうしても夜遅くに食べたい場合には、消化のいい果物や豆腐、おかゆなどにしておくとよい**でしょう。

## Q6

## 白米のGI値は、気にしなくてもいいのですか？

### A6 食べ方を工夫すれば、さほど気にしなくて大丈夫です。

ＧＩ値とは、食後の血糖値の上昇度を示す数値のことです。

ふだんから血糖値が急上昇しない食べ方をすることが、ダイエットにおいても健康においても重要だという話を第３章でしました。

その内容に沿って食べ方を工夫すれば、ＧＩ値にそれほど神経質になる必要はありません。

急激に血糖値を上げない食べ方をいくつか再掲しておくと、以下のような手法です。

①1日3食食べる
②食物繊維の多い食品やネバネバ食品から食べる（副菜や汁物→主菜→ごはんの順で食べる）
③食事の30分前に乳製品（無糖）を摂る
④ひと口あたり最低20回は噛む

このような食べ方をすれば、血糖値が急激に上がることはありません。

実際に私は、血糖値を測定するリブレという医療機器を2週間つけっぱなしにし、白米中心の食事を続けた場合の血糖値の変化を測定したことがありますが、こうした食べ方をしていたため血糖値の急激な上昇は見られませんでした（124〜125ページ参照）。

空腹の状態で、いきなり白米を大量に食べるのはやめたがいいとは思いますが、糖尿病の患者さんやその予備軍でもなければ、白米のGI値に神経質になる必要はないと思います。

# Q7

## ダイエット中、飲んでもいいお酒はありますか？

A7

**糖質ほぼゼロの蒸留酒は飲んでも太りにくいお酒です。**

お酒を飲んだあとは、体内では毒物であるアルコールを肝臓で分解することが最優先されます。そのため、それ以外の臓器ではエネルギー消費が抑制され、代謝量が落ちることになり、やせにくくなります。

つまり、原則的にはダイエット中にお酒を飲むのは控えたほうがいいのですが、そうもいかない場面や、どうしても飲みたい場面もあるでしょう。

そういうときには、**お酒に含まれる糖質量に注意してお酒を選びましょう。**

飲んでも太りにくいとされているのは、糖質がほぼ含まれていない蒸留酒です。

ウイスキーやブランデー、焼酎、泡盛、ウォッカ、ジン、ラム、テキーラなどです。

これらのお酒を、水か炭酸水で割って飲むのがおすすめです。

私自身も、ウイスキーを炭酸水で割ったハイボールをよく飲んでいます。

反対に**太りやすいお酒は、ビールやカクテル、梅酒など**です。

これらのお酒には糖質や糖類が多く含まれているので、甘いものをたくさん食べているのと同じだと考えましょう。


また、アルコールは食欲を増進させる効果があるので、**飲んでいるときの食事やおつまみの食べすぎにも注意する必要があります**。

私もお酒が好きで、深酒をするとたいてい、食べすぎてしまいます。そんなときは翌日に反省するのですが、お酒を飲むことは楽しいので、やめようとは思いません。

お酒を一切やめるという選択ではなく、楽しむ部分は残しておく選択をしています。

できるだけストレスを溜めずに、お酒とのつき合い方も、自分に合った方法を選ぶことが大切だと思います。

# Q8

## ダイエット中におすすめの運動はありますか？

**A8　ウォーキングや軽いジョギングがおすすめです。**

ダイエット中に有効な運動として、ウォーキングや軽いジョギングなどの有酸素運動をおすすめします。

好きな音楽を聴きながら、美しい風景のなかで行うウォーキングやジョギングは格別で、運動の楽しさを感じられると思います。

また、**有酸素運動に筋トレを加えると、さらによい**と思います。

筋トレにもたくさんの種類がありますが、スクワットなどの基本的なメニューに取り組むのがよいでしょう。

ダイエット中の運動については、激しい運動である必要はありません。とにかくシンプルな運動を続けることが重要だと思います。いきなり強度の高い運動をするのはご法度です。運動強度は徐々に、段階的に上げていくようにしてください。

## Q9

## どの時間帯に運動するのがいいですか？

A9

**運動を習慣化しやすい「朝」がおすすめです。**

運動を習慣化するには、朝の時間帯を活用するのがいいでしょう。

アメリカのビジネスパーソンは、早朝にジムで運動してから出社する人が多いそうです。

もちろん、仕事が終わったあとの夜のほうが調整しやすい人は、それでＯＫです。


しかし、**運動ＮＧの時間帯があります**。

それは「目覚めてすぐ」と「寝る直前」の時間帯です。

「目覚めてすぐ」は、頭がぼんやりしていて、身体は水分不足になっています。

水分不足の状態で運動すると、心筋梗塞や脳梗塞のリスクが高まるので注意が必要です。朝起きたら、まずは水か白湯を飲みましょう。

また、自律神経の副交感神経系が優位な睡眠状態から、交感神経系が優位な活動状態への切り替えのタイミングでもあるので、そこで運動をすると自律神経が乱れて、やはり心筋梗塞や脳梗塞のリスクを引き上げてしまいます。


「寝る直前」の運動も避けましょう。

運動で交感神経が刺激されて優位になり、脳が覚醒して眠れなくなります。

ただし、これには個人差があり、運動したほうがよく眠れるという人もいるため、そういう人は運動しても大丈夫でしょう。

# Q10

## もう少しやせるスピードをアップしたいのですが……

A 10

## 週2回筋トレをして、夕食の脂質を減らしてみよう。

お米を食べるダイエットは、やせるスピードがゆっくりです。

そのため、やせていることを実感できるまでに時間がかかりますが、確実に体重は減り、体調もよくなっているはずです。

**焦りは禁物**です。1ヶ月に1キログラム減を目標にじっくり取り組みましょう。

糖質制限ダイエットに長期間取り組んでいた人ほど、基礎代謝量が落ちているので、やせるまでに時間がかかります。

もし、そのような状態からどうしてもやせるスピードをアップさせたいなら、週2回、30分程度の筋トレを取り入れて、夕食の脂質を減らしてみましょう。

筋トレにより筋肉の基礎代謝量を増やすことができるので、やせるペースを引き上げられると思います。

また、脂質は消化に時間がかかり、寝る前に摂りすぎると脂肪細胞になりやすいので、これらの摂取を減らすことでより太りにくく、やせやすくなります。

さらに、アルコールはやせるスピードをかなり遅らせるので、早くやせたいのならしばらくは控えるべきでしょう。

おわりに

# 未病予防と予防医学をもっと広めるために

日本は世界で1、2を争う長寿国と言われていますが、日常生活を自立して送れる「健康寿命」と、死亡時までの「平均寿命」の間には約10年の差があります。死ぬまでの10年間というのは、自立した生活ができなくなり、支援や介護が必要になる期間なのです。

人は、いずれ死ぬ運命にあります。
人生の終わりをどのように迎えるか、これはとても重要なことです。
死に際まで健康で、充実した日常生活を送ることは、すべての人の目標でしょう。
ピンピンコロリ。心身ともに健康で、自分の仕事をしながら天寿をまっとうする生き方は、今後の「人生百年時代」に私たちが目指すべき理想のひとつでしょう。

私は、医者として年間約2万5000人の患者さんを診てきました。

患者さんの多くは病気の治療を目的に来院されますが、私は医療提供の過程で、食事・運動・睡眠などの生活習慣の改善を促す「**未病予防**」と「**予防医学**」の重要性を、もっと広める必要性があると感じてきました。

「未病」とは、発病には至っていないけれど、すでに軽い症状がある状態のことです。

私は患者さんが病気を発症する前の「未病」の段階で、対策を講じたいと考えています。

過去、「不摂生による肥満」が原因で痛風と尿管結石になり、その激痛を経験したことが、いまの私をつくっています。

死ぬまで健康でいるためには、肥満は大敵です。

正しいダイエットは、「未病予防」の第一歩でなければいけないのです。

本書は、ベストセラー作家の永松茂久さんの提案から始まりました。

永松さんは、『人は話し方が9割』（すばる舎）という日本一売れているビジネス書の有名な著者さんです。毎月の定期ミーティングで、永松さんからたくさんの貴重なアドバイスをいただきました。永松さんが背中を押してくれたおかげで、本書を出版することができました。心から感謝いたします。

また、私の専門的な知識と表現を、よりわかりやすい言葉に置き換えてくれたライターの遠藤励子さんにも深く感謝いたします。遠藤さんとの月例会議の2時間は、いつもあっという間でした。

そして、この本を最終的にまとめ上げてくださったすばる舎の菅沼真弘編集長にも心から感謝いたします。

この本は、これらのご縁があって完成しました。ありがとうございました。

さらに、予防未病健康医師協会のメンバーのみなさん、そして当協会の事務局長である大賀健二さんにも深く感謝いたします。

まだ一般的には広く認知されていない予防未病分野において、メンバーのみなさんがともに挑戦し、切磋琢磨しながら学びを深めてくれているおかげで、この分野の発展と私自身の成長が実現できています。

これからも、ともに歩んでいけることを楽しみにしています。

今後は、自分の使命をまっとうし、最先端の「未病予防」「予防医学」の普及と情報発信に努めたいと思っています。

それによって、より多くの人の健康寿命を延ばすことに少しでも貢献できれば、医者としてこのうえない喜びを感じるでしょう。

本書を読んでくださったみなさんのこれからの未来が、健やかで、豊かなものでありますように。

2024年12月吉日

医療法人梅華会グループ理事長・医師　梅岡　比俊

# 参考文献


【はじめに】

- NCD Risk Factor Collaboration : Worldwide trends in underweight and obesity from 1990 to 2022: a pooled analysis of 3663 population-representative studies with 222 million children, adolescents, and adults. Lancet(403). Mar 2024
- WOF : Economic impact of overweight and obesity to surpass $4 trillion by 2035. Mar 2023
https://www.worldobesity.org/news/economic-impact-of-overweight-and-obesity-to-surpass-4-trillion-by-2035
- 厚生労働省「国民健康・栄養調査（令和４年）」２０２４年８月

【第１章】

- 森豊、松生恒夫『血糖値は「腸」で下がる』（青春出版社）２０２１年３月
- 日本糖尿病学会「日本人の糖尿病の食事療法に関する日本糖尿病学会の提言」２０１３年３月
- Hannah D. Holscher : Dietary fiber and prebiotics and the gastrointestinal microbiota. Gut Microbes(8). Feb 2017
- Rajesh Jha, , et al. : Dietary Fiber and Intestinal Health of Monogastric Animals. Front. Vet. Sci(6). Mar 2019
- 嶋田努「薬物動態変動要因としての栄養組成及び腸内細菌叢の関与」最終報告書 ２０１８年３月
- e－ヘルスネット「ヒトの臓器・組織における安静時代謝量」厚生労働省
- 糸川嘉則ほか 編『栄養学総論 改訂第３版』（南江堂）２００３年５月
- Mohsen Mazidi, et al. : Lower carbohydrate diets and all-cause and cause-specific mortality: a population-based cohort study and pooling of prospective studies. Eur Heart J(7). Sep 2019
- Sara B Seidelmann, et al. : Dietary carbohydrate intake and mortality: a prospective cohort study and meta-analysis. LANCET Public Health(3). Sep 2018

● Motonori Sato, Yoshifumi Tamura et al. : Prevalence and Features of Impaired Glucose Tolerance in Young Underweight Japanese Women. JCEM(106). May 2021
●順天堂大学リリース「食後高血糖となる耐糖能異常が痩せた若年女性に多いことが明らかに」２０２１年２月

【第２章】
●公益社団法人 米穀安定供給確保支援機構「ごはんのちから」２０２０年４月
● EurekAler! News Release :International study suggests that eating more rice could be protective against obesity. Apr 2019
●森谷敏夫『結局、炭水化物を食べればしっかりやせる！』（日本文芸社）２０１６年４月
●森谷敏夫『やせられないのは自律神経が原因だった！』（青春出版社）２０１７年９月
●文部科学省「日本食品標準成分表（七訂）」２０１５年12月
●文部科学省「日本食品標準成分表（八訂）」２０２０年12月
● Ikuo Kimura, et al. : The gut microbiota suppresses insulin-mediated fat accumulation via the short-chain fatty acid receptor GPR43. Nature Communications(4). May 2013

【第３章】
●厚生労働省「国民健康・栄養調査（令和４年）」２０２４年８月
● Kohei Kiriyama, et al. : Skipping breakfast regimen induces an increase in body weight and a decrease in muscle weight with a shifted circadian rhythm in peripheral tissues of mice. Br J Nutr Online. Dec 2022
●「ノーベル賞で話題の「体内時計」は「時間栄養学」でコントロール」（早稲田ウィークリー）２０１７年11月13日
●古谷彰子・柴田重信（監修）『時間栄養学が明らかにした「食べ方」の法則』（ディスカバー・トゥエンティワン）２０１４年８月

●関野由香ほか「食事時刻の変化が若年女子の食事誘発性熱産生に及ぼす影響」日本栄養・食料学会誌（68）２０１０年６月
●厚生労働省「日本人の食事摂取基準（２０２０年版）」２０１９年12月
●文部科学省「日本食品標準成分表（八訂）」２０２０年12月
●Nicole M Avena, et al. : Evidence for sugar addiction: behavioral and neurochemical effects of intermittent, excessive sugar intake. Neurosci Biobehav Rev(32). May 2008
●Erica M. Schulte, et al. : Which Foods May Be Addictive? The Roles of Processing, Fat Content, and Glycemic Load. PLOS ONE. Feb 2015
●Thibault Fiolet, et al. : Consumption of ultra-processed foods and cancer risk: results from NuåtriNet-Santé prospective cohort. BMJ (Clinical research ed.). Feb 2018

【第４章】

●OECD : Time use across the world, Gender data portal. 2021
●レスメド「２０２３年世界睡眠調査」２０２３年３月
●株式会社ポケモン リリース「【『Pokémon Sleep』配信１周年！ 世界における５億回以上のプレイデータをもとに算出】最新の世界７カ国の平均睡眠時間ランキング！ 世界の平均睡眠時間は７時間11分 日本は６時間38分で最下位に」２０２４年７月
●日本経済新聞社「寝不足ニッポンが失う15兆円　睡眠時間、ＯＥＣＤ最下位」２０２１年９月19日
●ハフィントンポスト「睡眠の質を上げるには？ 理想の睡眠時間は？ 睡眠研究の世界的権威、筑波大学 柳沢正史さんに聞いた」２０２４年３月18日
●Rebecca Robbins, et al. : Examining sleep deficiency and disturbance and their risk for incident dementia and all-cause mortality in older adults across 5 years in the United States. Aging(13). Feb 2021

●Karine Spiegel, et al. : Brief communication: Sleep curtailment in healthy young men is associated with decreased leptin levels, elevated ghrelin levels, and increased hunger and appetite. Ann Intern Med 141(11). Dec 2004
●James E Gangwisch, et al. : Inadequate sleep as a risk factor for obesity: analyses of the NHANES I. Sleep 28(10). Oct 2005
●Momoko Tsuchida, et al. : Relationships between lifestyle habits and presenteeism among Japanese employees. Journal of Public Health. Nov 2023
●瀬尾明彦ら「睡眠時間が翌日終日の認知・運動機能に与える影響」ＩＴヘルスケア（３）２００８年
●厚生労働省「健康づくりのための睡眠ガイド２０２３」２０２４年２月
●武田ひとみ「アロマテラピーの嗅覚刺激と触刺激が睡眠の質に及ぼす影響」アロマテラピー学雑誌（17）２０１６年
●Dennis Anheyer, et al. : Short and long sleep are positively associated with obesity, diabetes, hypertension, and cardiovascular disease among adults in the United States. Social Science & Medicine(71), Sep 2010
●野上浩一郎『3か月で自然に痩せていく仕組み』２０２１年12月
●Orfeu M. Buxton, et al. : Mindfulness-Based Stress Reduction for Treating Low Back Pain: A Systematic Review and Meta-analysis. Annals of Internal Medicine(166). Apr 2017

【第５章】

●Mayer J, et al. : Exercise, food intake and body weight in normal rats and genetically obese adult mice. Am J Physiol(177). 1954
●厚生労働省「健康づくりのための身体活動・運動ガイド ２０２３」２０２３年11月

※本書は専門書ではなく一般読者向けの書籍であるため、参考文献の逐次表記は行わず、巻末にまとめて表記する簡便な形式をとっています。

【著者紹介】

## 梅岡 比俊
（うめおか　ひとし）

**医療法人社団梅華会 理事長**
**予防未病健康医師協会 代表理事**
**耳鼻咽喉科専門医**

奈良県立医科大学医学部卒業。
阪神地区に耳鼻科4院・小児科2院・心療内科1院、東京都内に消化器内科2院の計9院を展開。年間患者来院数は約17万人にのぼり、地域に密着した医療を提供している。
2024年10月に新規開院した心療内科には、マインドフルネスセンターを併設。現代のニーズに合った医療を提供し、医療の幅を広げている。

健康寿命の延伸を目指す全国の医師・歯科医師で構成された予防未病健康医師協会の代表理事も務め、この協会を通じ、連携による包括的な予防医学の概念を広める活動を全国で展開し、自院でもそのサービスを提供している。

趣味は読書とトライアスロンで、世界の過酷なレースに参加するアスリートでもある。また、野菜ソムリエやファスティングマイスターの資格を所有し、真の意味での健康を追求し続けている。

編著書に『臨床経験豊富な100人の専門医が教える! 健康 医学』（フローラル出版）があるほか、クリニック運営関連の著書も多数。

**【梅岡比俊】**
**公式ホームページ**
https://umeokahitoshi.com/

**医療法人**
**梅華会グループ**
**総合サイト**
https://umeoka-cl.com/

# 医者が教える最高のやせ方

## 科学的に正しいお腹いっぱい食べられるダイエット法

2024年12月13日　第1刷発行
2025年　5月17日　第3刷発行

著　者：**梅岡 比俊**

発行者：**徳留 慶太郎**
発行所：**株式会社すばる舎**
〒170-0013　東京都豊島区東池袋3-9-7　東池袋織本ビル
TEL. 03-3981-8651（代表）／03-3981-0767（営業部）
FAX. 03-3981-8638
URL https://www.subarusya.jp/

プロデュース：永松 茂久
編集協力：遠藤 励子
装　丁：小口 翔平＋畑中 茜（tobufune）
イラスト：富永 三紗子
本文意匠：正満 悠子 ほか
編集担当：菅沼 真弘

印刷・製本：シナノ印刷株式会社


ISBN978-4-7991-1271-7